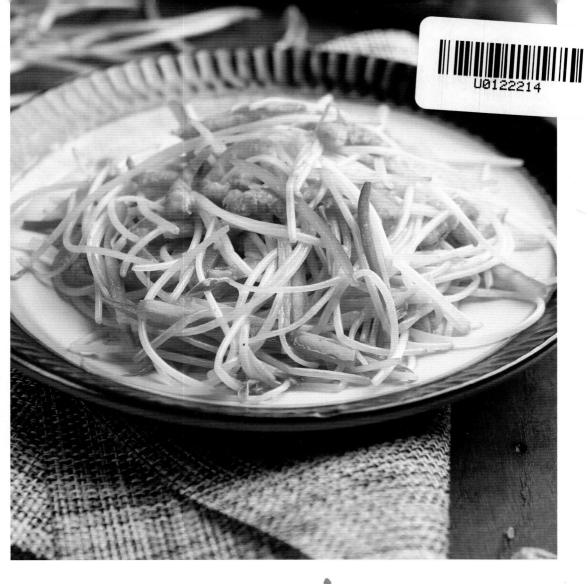

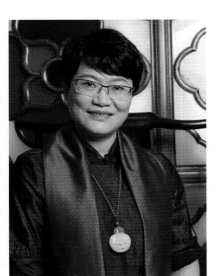

每日一膳

百岁邓铁涛

春生夏长，秋收冬藏

顺应二十四节气饮食养生　吃出健康

国医大师百岁邓铁涛教授题写书名

国医大师禤国维教授作序推荐

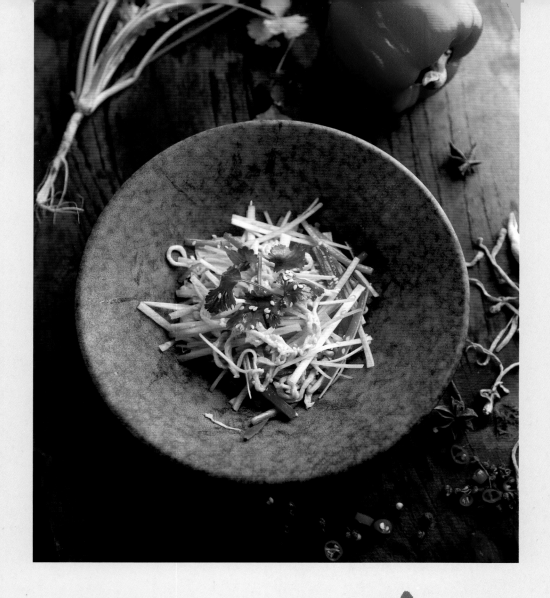

中医食养智慧系列

主编 ◎ 杨志敏

每日一膳

夏令节气养生篇

SPM
南方出版传媒
广东科技出版社
·广州·

图书在版编目（CIP）数据

每日一膳：夏令节气养生篇 / 杨志敏主编. — 广州：广东科技出版社，2017.7（2023.3重印）
（中医食养智慧系列）
ISBN 978-7-5359-6765-7

Ⅰ. ①每… Ⅱ. ①杨… Ⅲ. ①二十四节气—关系—养生（中医）②食物养生—食谱 Ⅳ. ①R212②R247.1③TS972.161

中国版本图书馆CIP数据核字（2017）第144422号

每日一膳——夏令节气养生篇
Meiriyishan——Xialing Jieqi Yangshengpian

责任编辑：曾永琳
装帧设计：友间文化　谭结莹
责任校对：杨崚松
设计顾问：容与设计
责任印制：彭海波
出版发行：广东科技出版社
　　　　　（广州市环市东路水荫路11号　邮政编码：510075）
销售热线：020-37607413
http：//www.gdstp.com.cn
E-mail：gdkjbw@nfcb.com.cn
设计排版：广州市友间文化传播有限公司
经　　销：广东新华发行集团股份有限公司
印　　刷：广州市彩源印刷有限公司
　　　　　（广州市黄埔区百合三路8号　邮政编码：510700）
规　　格：787mm×1092mm　1/16　印张8　字数250千
版　　次：2017年7月第1版
　　　　　2023年3月第10次印刷
定　　价：49.80元

如发现因印装质量问题影响阅读，请与承印厂联系调换。

编委会

禤国维
国医大师

《汉书·郦食其传》云："王者以民人为天，而民人以食为天。"兴国安邦，以民为本，民之根基，则为食。古往今来，"民食"为治国之要事。古时百姓食之，多为饥饱，今国家昌盛，其果腹之余，更为安康。

《金匮要略》中所言："所食之味，有与病相宜，有与身为害，若得宜则益体，害则成疾。""人""良"二字合而为"食"，"良"吾以为"对"之义也。如《金匮要略》所意，人食之以良，则滋养脏腑，御邪防病，延年益寿；食之非良，则损脏破腑，百病丛生。"食"乃大事也，每日之膳食又岂容忽视？

中医所谓"三因制宜"，便指诊治因时间、地域、体质之别而有所差异。药食同源，膳食之理亦是如此。时有春夏秋冬、昼夜晨昏、阴晴圆缺之分，地有山河湖泊、雨雪雾霜、寒热温凉之别，人有男女长幼、壮弱病孕、高矮胖瘦之异。运药或求膳者，必顺天地之大道，合时、地、人三者也。若本末倒置，恐南辕北辙而生之为害。清代名医叶天士曰："药不在贵，对症则灵；食不在补，适口为珍。"此乃为运药、求膳之三因制宜所述也。

古之膳食珍籍，多为帝王之家所用。今百姓以健康为重，食养之书，可谓多如牛毛，多则易惑，择良书而非易事也。杨志敏教授与我有缘，吾二人既为同仁，亦为师生。时过数十载，志敏之成长，对病患之赤诚，为中医药健康事业之发展而废寝忘食之状，吾仍历历在目。其悬壶近三十载，感羸弱百姓心之所往，察松柏之人食之所向，蕴以中医养生之道，终成此丛书。此丛书字字珠玑，生动美妙，点评之通俗易懂，图片之精美如画，可谓煞费苦心。

今欣闻志敏之作即将出版，实属民之幸事。鄙人愿尽绵薄之力，乐之为序，助其传道授业，教百姓趋利避害，食之有道，以保安康，亦为吾辈医者之所冀也。

禤国维

丁酉年 夏

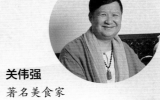

关伟强
著名美食家

　　中华饮食文化源远流长，博大精深。我们欣喜看到，杨志敏教授长年专注于中医养生饮食的研究，并为我们推出了此丛书。该丛书为中华饮食文化、中医养生文化增添了一道亮丽的风景线，可赏、可食、可养，色香味效俱全，令人惊叹。

　　岭南是中医的风水宝地，以广东作为代表地域。都说食在广东，广东的饮食文化，是中医养生文化的一个重要组成部分。健康和快乐源于生活，广东人追求饮食，更多是为了享受这种健康和快乐的生活状态。只有懂得岭南饮食文化的特点，了解岭南人的生活方式，才能够煮出岭南美食。

　　岭南饮食文化中，讲究"不时不食"，强调的就是食材的季节性。食材有春生、夏长、秋收、冬成，选择应季、地道的食材来烹调美食，能够使食材的色、香、味发挥得淋漓尽致。

　　岭南的美食，精致而典雅。制作一道美食，不是单纯的堆砌，需要了解食材的品性和文化，用心去烹调。比如茶，是端庄儒雅的，需要心平气和，气定神怡，才能沏出一壶好茶。除开食材的选择和搭配外，也要用心去感受饮食人心情的变化，才能煮出一道好膳食。

　　随着现代人亚健康问题的增多，以及人类对回归大自然的追求，"绿色"的生活风靡世界。杨志敏教授认为大自然每一种食材都有其特性，根据自身情况去选择合适的食材来制作膳食，顺应自然之道，是能够保健养生的。"人体自有大药"，通过药膳可调节人的生理机能，恢复健康，从而达到养生的目的。

　　本丛书介绍了365种药膳，茶、酒、汤、饭、粥、菜等，形式丰富。每种药膳都有食材、做法和功效等介绍，为众多食客提供了一套应时节的"养生药膳"工具书。本丛书图片精美，质朴自然，菜品与器具、静与动、色与型的和谐统一，与中医养生之"和"道同气相求，既实用又极具观赏价值，相信一定会受到广大读者的欢迎。

　　杨志敏教授编创此丛书就是要告诉大家，养生不仅是治病，更能通过饮食和调整生活方式去达到。该丛书的成功出版，实现了杨志敏教授多年来致力于发展中医食养文化的愿望，丰富了中华文化的宝库，又是社会对她长年为追求中医养生文化，不断开拓创新精神的一个奖赏。

关伟强

2017年5月

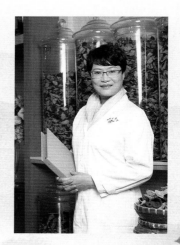

书将付印，落笔为序，不免想起做《每日一膳》的初衷。

最初起源于南方报业传媒集团新闻客户端『南方+』要推出健康专栏，希望能通过互联网渠道传播中医健康知识。什么是大众最关心、最容易接受的？经过激烈讨论，最后将主题定为膳食。在此背后，颇有渊源。

　　我出生于广东南海的一个中医世家，家父是"保愈堂"的第八代传人。虽然父亲诊务繁忙且时常外出应诊，但对于自幼体弱的我，他总想尽各种办法，在物质资源有限的年代，根据季节的转换为我制作各种五味调和、粗细相配的膳食。其既有疗效又能免去吃药之苦，让我收获了健康。

　　在我看来，膳食是富含情感与力量的。这种力量，源于万物在春夏秋冬、四时更迭的过程中所获得的偏性。同样，人体的生命活动离不开春生、夏长、秋收、冬藏的自然规律，而疾病的发生也受四时变化的影响。如肝病好发于春天，脾胃病好发于长夏，心脑血管疾病好发于秋冬季节。通过膳食的偏性纠正人体疾病状态下的偏性，使人体恢复和态，正是中医食养智慧的体现。

　　世界卫生组织提出，慢性疾病形成的因素，60%来自于不良的生活方式，因此健康需要在日常起居饮食中进行维护。如唐代孙思邈指出："夫为医者，当须先洞晓病源，知其所犯，以食治之，食疗不愈，然后命药。"追溯到西周朝代，宫廷设有食医、疾医、疡医、兽医四科，而食医正是掌管帝王的饮食健康，以膳食调养防病治病。

　　"民以食为天"，不管是宫廷还是民间流传着大量的药膳食谱。春回南时夏暑湿，秋风干燥冬不适。人们总能根据四时气候的特点，挑选不同的食材，娴熟运用各种烹饪技巧，烹调出汤、菜、粥、饭、茶或酒等各式膳食，守护一家老幼的健康。特别在岭南地区，药材和食材相结合，形成了独特的药膳文化。

药膳的配搭讲究因地、因时、因人，讲究食材寒热温凉，讲究体质的寒热虚实。通过"以偏救偏，虚则补之，实则泻之，热者寒之，寒者温之"的法则，以四气五味调和人与自然，使人体脏腑功能保持协调，维持和谐的健康状态。我们从"药食同源"的思想出发，运用各种烹饪技法，让药物的功效与食物的美味结为一体。保证药膳在具有美食的色、香、味、形的同时，还能发挥养生保健的作用，从而形成一种食养的生活方式。

《每日一膳》专栏推出一年多的时间，从未中断。很多读者依单采购而从中获益，这不啻为对我们团队莫大的鼓励，也是我们一直坚持下来的动力。在编写的过程中，各种时令食材常常让我想起儿时家乡的味道。为了能使菜式丰富多样，每到一个地方，我都留意当地的饮食特点；有机会尝到新菜，就研究大厨们的配搭；每到季节转换，则到市场转转，看看有什么当令的食材，寻找新灵感；在研读中医方书或古代养生饮食专著时，也试着结合现代人生活特点，把其转变成可烹调成膳的配方。

本套丛书最大的特点，是针对不同的季节、不同的人群、不同的体质与身体状态，推荐不同的膳食。除开注重膳食的营养均衡和健康外，在烹调上，注重方法简单易做；在食材选择上，注重时令性，突出岭南人所追求的保持食材鲜、香、淡、软的特点；在药材与食材配搭上，注重功效与口感相兼，避免将"煲汤"变成"煲药"，让一家老少均可接受。

健康与养生，源于膳食，却又不止于膳食。膳食的"太过"和"不及"都有害于身体与自然。恩师、国医大师颜公德馨强调"衡"，得以享寿九十有八。国医大师邓铁涛教授年逾百岁，行动自如、思维敏捷、皮肤光洁，其养生的秘诀乃是"养生先养心，养心必养德"。

膳者，善也，正所谓仁者寿。是为序，谨以此套丛书感恩为我们提供食材的大自然母亲。

本套丛书的出版，感谢团队的合作，也离不开设计师于进江先生、美食家关伟强先生、简丽全厨师和广东懿德集团有限公司的鼎力相助，在此一并感谢！

2017年5月14日 母亲节

目录

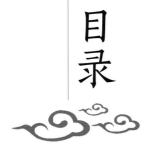

立夏

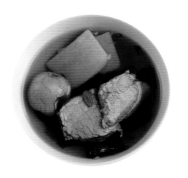

夏季　食养智慧　1

荷苾茶　5

黑豆陈皮鲫鱼汤　6

荷香松子饭　7

沙虫煮冬瓜　8

板栗焖鸡　9

鹌鹑蛋酿冬菇　10

海底椰煲猪瘦肉　11

马蹄竹蔗胡萝卜汤　12

凉瓜黄豆煲鲍鱼　13

香煎饼　14

三叶汤　15

黑木耳蒸鲈鱼片　16

秘制酱料　17

马蹄洋葱牛肉饼　18

松子煎饼　19

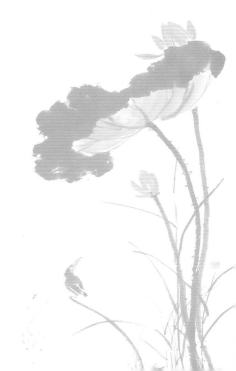

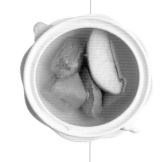

小满

杂菌汤　23

苹果胡萝卜汤　24

绿莲素汤　25

陈皮牛肉饼　26

猴头菇猪䐑汤　27

高汤浸苦瓜　28

牛奶鸡柳　29

椰子焗饭　30

玉米木瓜咸骨汤　31

淮山胡萝卜排骨粥　32

佛手瓜滚肉片　33

沙虫瘦肉粥　34

生蚝肉碎眉豆节瓜汤　35

绿豆莲子煲排骨　36

薄荷叶煎蛋　37

芒种

石斛麦冬炖鲍鱼　41

牛奶鸡蛋核桃糊　42

香芋喳喳　43

酸辣藕尖　44

金钩银丝　45

白菜干陈皮生姜猪肺汤　46

咸蛋冬瓜肉片汤　47

绿豆海带煲排骨　48

鱼尾祛湿汤　49

生菜丝牛肉粥　50

番薯木瓜苹果汤　51

佛手石斛煲瘦肉　52

荷叶花雕乳鸽　53

三文鱼头白瓜汤　54

消食利水瘦身汤　55

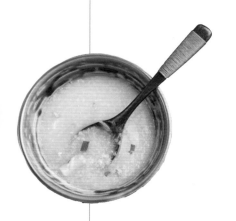

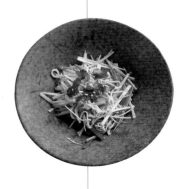

小暑

罗汉果枇杷叶煲猪脹　77

酸汤浸鳕鱼　78

无花果南杏煲瘦肉　79

牛油果酸奶昔　80

板栗莲子山药糊　81

生熟地炖脊骨　82

橙汁泡玉脆　83

鲜爽玉米冬瓜羹　84

莲须炖瘦肉　85

玉米菜心肉碎粥　86

冬瓜盅　87

紫苏冬瓜蒸五花肉　88

南瓜酿荔枝　89

荔枝桂圆炖鸡　90

豆三鲜　91

夏至

糯米小麦粥　59

大白菜腐皮煮鲜带子　60

乌梅冰糖饮　61

清蒸茶鲫鱼　62

缤纷开胃小炒　63

西瓜皮炒火腿　64

香煎北极虾　65

木棉化湿汤　66

百合马蹄糖水　67

牛蒡酥　68

冬瓜白贝汤　69

金银蛋上汤苋菜　70

菜脯煎鸡蛋　71

凉拌三丝　72

甘蔗菊花饮　73

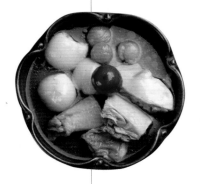

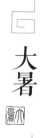

大暑

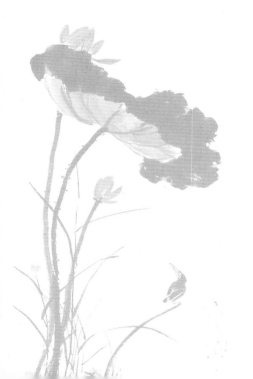

黄皮清鸡汤　95

荔红养颜茶　96

鲜虾酿荔枝　97

石斛养阴汤　98

白果参芪煲排骨　99

白灼秋葵　100

冬瓜淡菜眉豆煲鸡脚　101

鲜石斛川贝煲鹧鸪　102

黄皮蒸排骨　103

鲜松茸清鸡汤　104

草菇炒牛肉　105

淡菜咸骨祛火粥　106

冬菇莲藕煲脊骨　107

六子健脾祛湿粥　108

木瓜支竹鱼片汤　109

番茄豆芽拌面　110

石斛养胃汤　111

跋　药食同源　112

夏季
食养

夏季

食养智慧

立夏虽然意味着入夏，但气温容易反复，起居宜及时增减衣物，以免触冒风邪。饮食宜清淡之余稍伴辛辣发散，不仅有助消化还能预防感冒。

小满和芒种是农忙时节，雨水开始增多，闷热、潮湿是主旋律。人体容易疲劳困倦、食欲不振，宜多晒背部、运动出汗，居室通风透气，以利于祛除湿气。绿豆、节瓜、苦瓜等能清热祛湿，陈皮、淮山、猴头菇等有益脾胃，都是这段时间的餐桌良品。

夏至来临，一年的阳气升发至极而开始敛降，宜午休、宜静心，否则易出现上火、疲乏、烦躁等各种情况。饮食宜注意补充水分，乌梅、甘蔗、菊花等都是夏至的生津消暑佳品，也有助收敛阳气。

进入大暑、小暑，也意味三伏天来临，气温逐渐到达全年峰值。起居宜注意防晒，以防中暑，同时勿贪凉吹风，以免风邪侵袭。莲子、石斛、桂圆肉等益气、健脾、生津之品，清热之余又不至于寒凉过度；黄皮、荔枝等时令水果与肉类搭配，既使肉类易于消化又避免多吃水果而伤脾败胃。

夏季五行属火，五脏属心，为一年当中阳气最为旺盛的季节，当护阴防暑。饮食以保养脾胃为主，清热祛湿不能过之，则可保夏季长安。

接天蓮叶无穷碧
映日荷花别样红

立夏

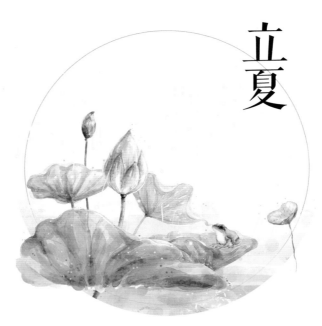

立夏为夏季的第一个节气，预示着春过夏来。古人认为，立，建始也；夏，假也；物至此时皆假大也。此"假"为"大"之意，指春天播种的谷物已经长大。夏是火热，生机蓬勃；夏是灿烂，万物蓄秀。立夏至立秋期间，称为夏天。

代表寓意： 夏季的开始。

节气开端： 每年5月6日前后。

气候特点： 昼夜温差渐大，雨水增多，时有返寒。

节气养生： 立夏为春夏交替之时，穿衣宜"下厚上薄"，宽松而保暖，不宜过早穿着短裤，护阳以求升发。饮食以清淡祛湿为主，配以辛散之品，既有利于避免雨水过多而湿气内留于体，也能顺应春季万物"发陈"的趋势。

推荐食材： 黑豆、陈皮、鲜紫苏叶、荷叶、薏米等。

推荐药膳： 荷苡茶、黑豆陈皮鲫鱼汤、秘制酱料等。

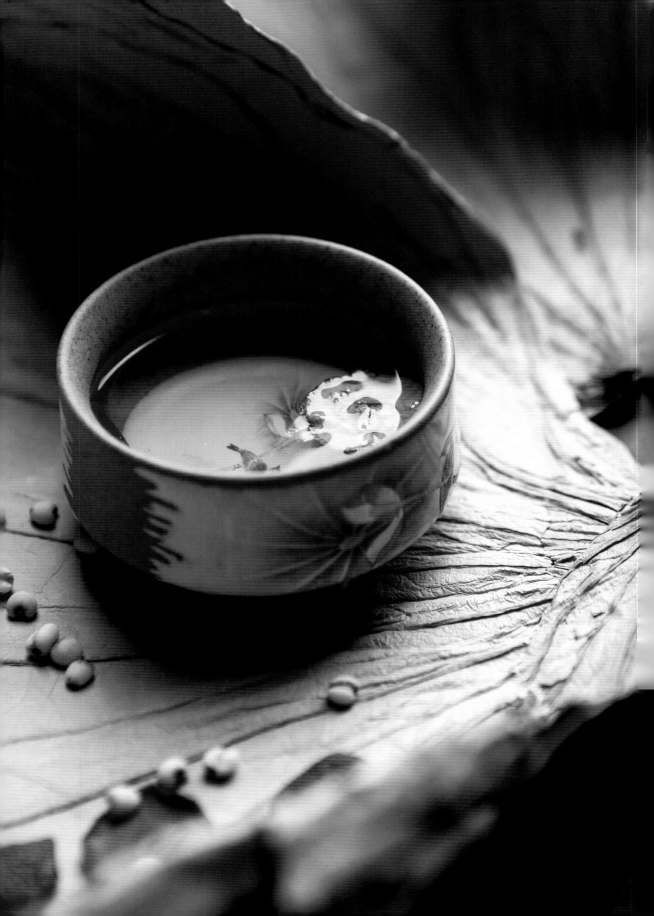

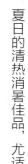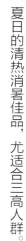

荷苡茶

夏日的清热消暑佳品，尤适合三高人群。

口味　酸甘
分量　1人量
厨艺　浸泡
厨具　茶壶

荷叶

薏米

食材

荷叶5克，炒薏米10克，炒山楂3克，红糖或冰糖适量。

做法

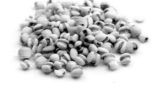

❀ 食材洗净，放入茶壶内，加入适量温开水，浸泡10分钟，调味即可。

专家点评

　　薏米能清热祛湿，炒过后不至于太过寒凉。山楂能消食健胃、活血祛瘀，炒过后还具有消脂的作用。荷叶则能清热解暑。三者相搭，以糖调味，成为一道清热消暑效果极好的饮品。此茶对于湿热体质或痰湿体质中的高血压病、高脂血症、冠心病的人群尤为适宜。

小贴士

　　本茶饮可反复加水泡饮；孕妇不宜饮用；脾胃虚寒、气血虚弱者可加适量生姜、红枣。

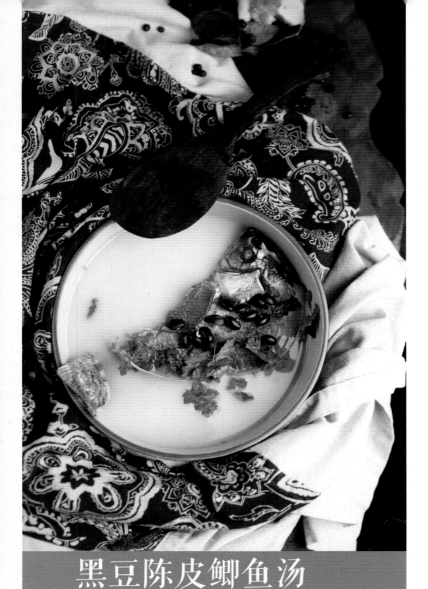

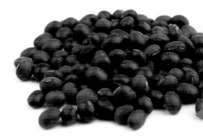

华发早生？来碗健脾祛湿、养血乌发的靓汤吧。

口味　香浓
分量　3人量
厨艺　煎、煲
厨具　煎锅、汤锅

黑豆

黑豆陈皮鲫鱼汤

食材

鲫鱼1条（约500克），黑豆50克，陈皮1瓣，生姜3片，食盐、花生油、枸杞子、香菜适量。

做法

- 鲫鱼宰好洗净，沥干备用。
- 热油起锅，放入生姜、鲫鱼，将鲫鱼两面煎香。
- 连鱼带汤倒入汤锅内，放入黑豆、陈皮、枸杞子，大火烧开转小火煲50分钟，起锅时加入香菜，调味即可。

专家点评

黑豆性平、味甘，有养血平肝、滋阴补肾、补虚黑发之功效。鲫鱼则含有丰富蛋白质。搭配陈皮理气健脾、生姜温中和胃，让整个汤膳补而不滞，适合大众食用，尤适合肾虚而见头发早白者。

小贴士

喜欢辛香味道的，可在汤煲好熄火后加入适量香菜或香芹。

松子仁

营养丰富、色彩艳丽，
最适合家中老少。

口味　清爽
分量　3人量
厨艺　炒
厨具　炒锅

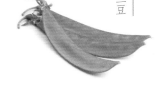
荷兰豆

食材

胡萝卜100克，荷兰豆60克，松子仁30克，香菇3~4个，米饭2~3碗，花生油、生抽、食盐适量。

荷香松子饭

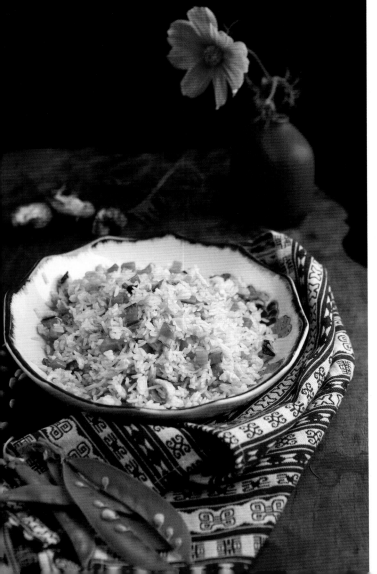

做法

◉ 香菇泡发后，和胡萝卜、荷兰豆切粒。

◉ 热油起锅，爆香香菇、胡萝卜、荷兰豆，铲起备用。

◉ 锅中加适量花生油，入米饭炒香，放入香菇、胡萝卜粒、荷兰豆粒，加少许生抽、食盐拌炒。起锅撒上松子仁，即可食用。

专家点评

胡萝卜有健脾和中、养肝明目的作用，而且蕴含大量的胡萝卜素。搭配健脾通便、滋润皮肤的松子仁，以及营养价值非常高的香菇、荷兰豆，颜色好看之余又营养丰富。整个膳食可谓色香味俱全，特别适合素食以及挑食的儿童食用。

小贴士

炒饭过程中可加入适量白酒和温水，炒出来的米饭更加可口。

7

沙虫煮冬瓜

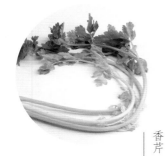 夏日炎炎人烦渴，清暑补虚两不误。

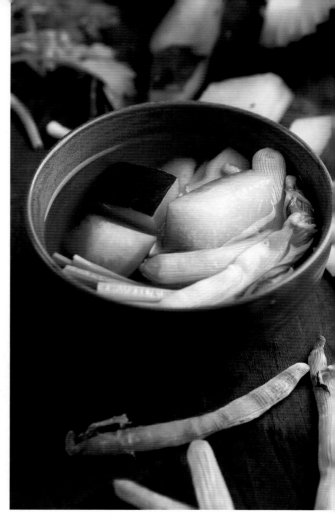

香芹

厨具	厨艺	分量	口味
炒锅	煮	3人量	清淡

冬瓜

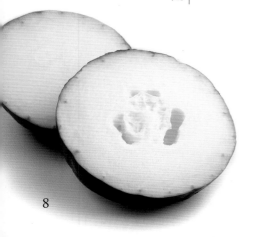

食材

鲜沙虫250克，冬瓜300克，生姜3片，香芹、葱花、胡椒粉、食盐、花生油适量。

做法

- 切除鲜沙虫的沙袋，再把鲜沙虫剪开，冲洗干净；冬瓜去皮，切块；香芹切碎。
- 热油起锅，放入生姜、冬瓜爆炒，加入清水至没过冬瓜，大火烧开转小火煮25分钟，再入鲜沙虫煮5分钟，熄火。
- 放入香芹、葱花，加胡椒粉、食盐调味。

专家点评

　　冬瓜甘淡、微寒，能清热利水、除烦止渴。搭配能解烦渴、滋阴降火、清肺补虚的沙虫，清热生津、清暑补虚的效果一流。再以香芹增香、胡椒粉开胃，让该膳食色香味俱全，对于户外工作而见烦热口渴的人群尤为适宜。

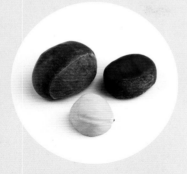

板栗

板栗焖鸡

色香味全，尤适合肾虚人群。

口味　浓郁
分量　3人量
厨艺　焖
厨具　炒锅

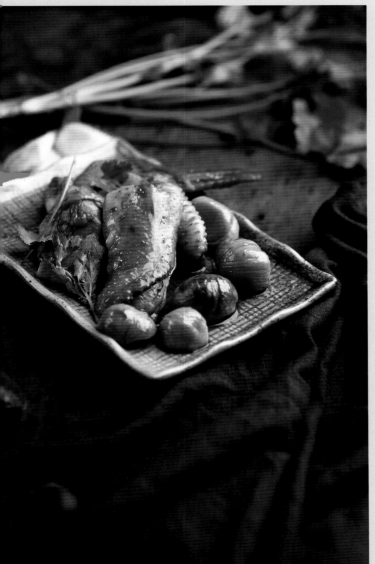

食材

鸡半只（约750克），板栗150克，生姜5片，花生油、麻油、生抽、食盐、砂糖、胡椒粉、香菜适量。

做法

❀ 鸡洗净斩件，加生抽、砂糖、麻油、胡椒粉腌制15分钟。

❀ 热油起锅，入鸡、生姜爆香。放入板栗，加适量清水和食盐，大火烧开转小火焖30分钟。再用大火收汁，加香菜、淋少许麻油即可。

专家点评

　　板栗与桃、杏、李、枣并称"五果"，不但甘甜美味，且维生素C含量丰富，具有养胃健脾、补肾壮腰、强筋活血等功效。板栗和鸡搭配，味道鲜美，尤其适合肾虚而见腰膝酸软、腰脚不利、小便频多的人群食用。

鹌鹑蛋酿冬菇

营养丰富，补脑佳品，老少皆宜。

厨具 分量 口味
蒸锅 3人量 甘香浓郁
　　 蒸

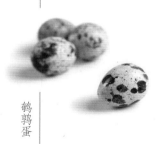

鹌鹑蛋

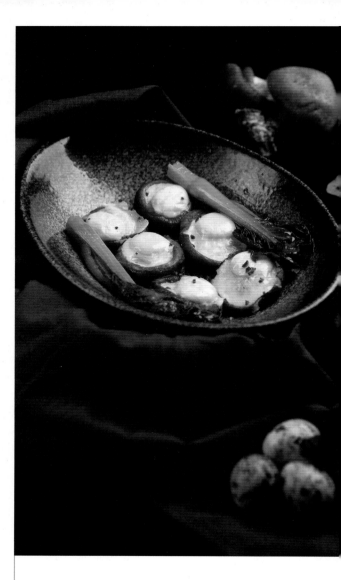

食材

鹌鹑蛋10个，火腿粒少许，冬菇10个，食盐、花生油、胡椒粉、菜心适量。

做法

- 冬菇温水浸泡，去蒂，用花生油、食盐、胡椒粉腌制10分钟。
- 把冬菇隔水蒸10分钟后，打开鹌鹑蛋放入冬菇凹陷处，再撒上火腿粒，蒸3~5分钟，将煮熟的菜心摆盘即可。

专家点评

鹌鹑蛋素有"卵中佳品"的美称，富含促进儿童大脑发育的卵磷脂，且具有养颜美肤、调补健脑等功效，特别适合老人和儿童食用。冬菇含有香菇多糖，能提高人体免疫力。两者搭配，甘香浓郁之余，又营养丰富。该膳食尤其适合老人和儿童食用。

小贴士

冬菇最好选择边厚、凹度深的，才有足够的位置放入鹌鹑蛋。

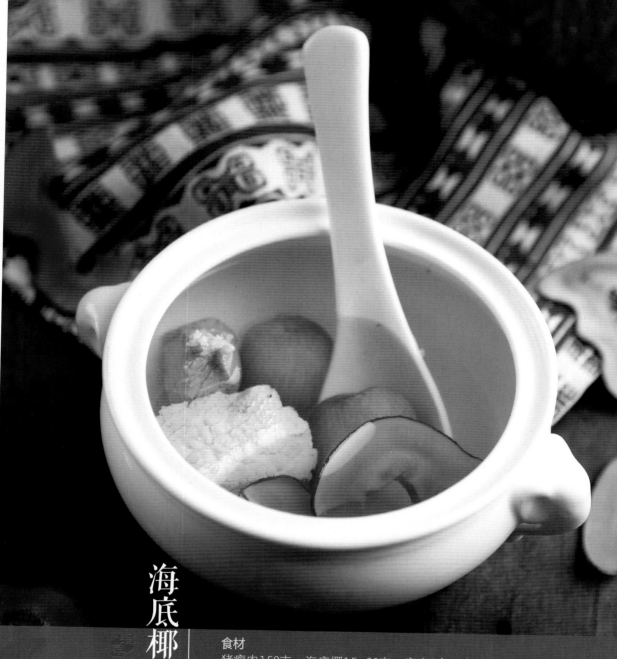

海底椰煲猪瘦肉

清润生津不寒凉，一家大小都适宜，尤适合慢性支气管炎人群。

口味　清甜
分量　3人量
厨艺　煲
厨具　汤锅

食材

猪瘦肉150克，海底椰15~30克，蜜枣2个，食盐适量。

做法

❀ 猪瘦肉切块，洗净焯水。

❀ 锅内加水煮沸，放入所有食材，大火烧开转小火煲1小时，调味即可。

专家点评

　　海底椰是棕榈科植物，具有润肺生津、清热止咳的作用。搭配清心润肺的蜜枣，让整个膳食清润而不寒凉、生津而不滋腻，可谓老少咸宜，特别适合慢性支气管炎以及阴虚体质而见口干烦渴、食欲差的人群食用。

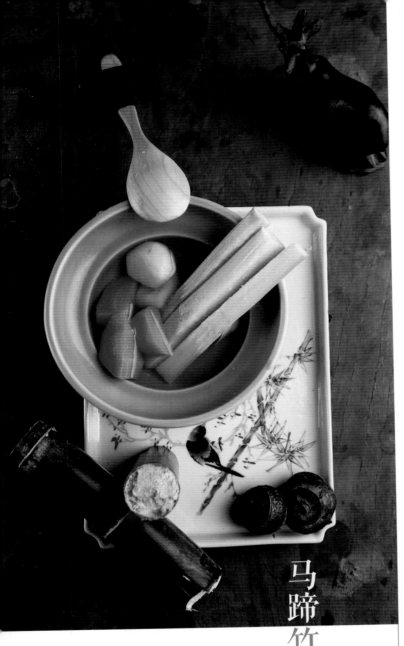

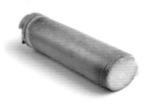

竹蔗

马蹄竹蔗胡萝卜汤

推荐

食材虽为平常品，清甜
甘润能生津。

口味　清甜
分量　3人量
厨艺　煲
厨具　汤锅

食材

猪瘦肉250克，竹蔗500克，马蹄5
个，胡萝卜1个，食盐适量。

做法

◈ 马蹄削皮；竹蔗、胡萝卜切
块；猪瘦肉切块，洗净焯水。

◈ 锅内加水煮沸，放入所有食
材，大火烧开转小火煲40分
钟，调味即可。

专家点评

竹蔗中含有促进人体新陈
代谢的各种维生素、有机酸、
钙、铁、钾、镁等物质，而且
还富含蔗糖，故此汤清甜可
口。搭配润肺化痰、生津通便
的马蹄及明目通便的胡萝卜，
虽都为平常之品，但此汤有很
好的解热生津、健运脾胃、润
肠通便的功效，特别适合夏季
口干口渴、大便不通的人群食
用。

小贴士

糖尿病患者请谨慎食用。

12

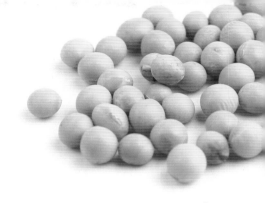

苦瓜

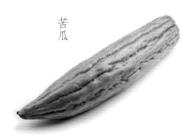

黄豆

推荐 加班熬夜、双眼通红？给身体来一场及时雨吧！

凉瓜黄豆煲鲍鱼

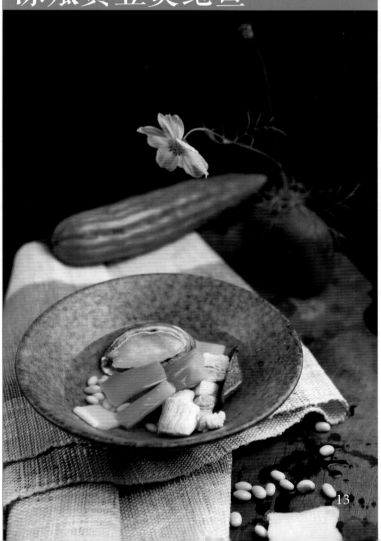

食材

排骨100克，鲍鱼3只，黄豆100克，苦瓜1个，生姜5片，陈皮1瓣，食盐适量。

做法

◎ 排骨斩段，苦瓜去囊切块，黄豆浸泡备用。

◎ 鲍鱼去肠，带壳洗净，同排骨焯水备用。

◎ 锅内加水煮沸，放入所有食材，大火烧开转小火煲1小时，调味即可。

专家点评

苦瓜不仅是夏季的当令食材，更是一味良药；其青而未黄时的清热消暑功效最佳。鲍鱼能平肝潜阳、益精明目；其壳即中药石决明，能清热平肝、滋阴潜阳。搭配温中和胃的生姜、理气化湿的陈皮和健脾利水的黄豆，制作此汤，其清热消暑之余又能健脾益胃，适合夏季天气炎热时一家大小保健食用。对用眼过多或熬夜而虚火上升，出现失眠、口苦、眼涩等症状的人群尤为适宜。

小贴士

体质虚寒者，可多加生姜，少放苦瓜。

芋头

地瓜

 膳食纤维丰富，便秘不妨一试。

香煎饼

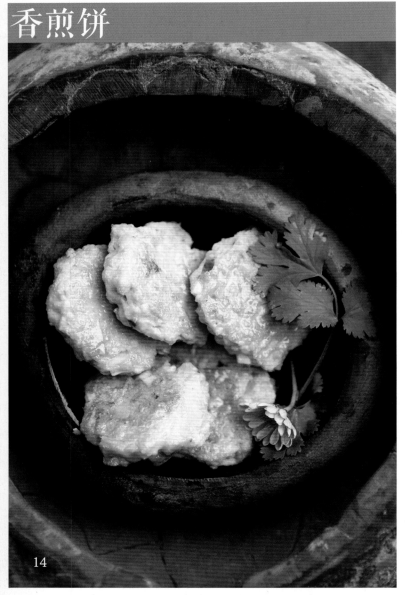

食材

猪瘦肉250克，地瓜、芋头各300克，花生油、食盐、生粉、芝麻适量。

做法

- 猪瘦肉洗净剁碎；地瓜、芋头蒸熟去皮，放入大碗中揉烂成泥。
- 把猪瘦肉、地瓜、芋头混合，再加适量花生油、食盐、生粉混匀，捏成饼状。
- 热油起锅，下饼煎熟，食用前撒上芝麻即可。

专家点评

2016年版的《中国居民膳食指南》中，推荐平均每日摄入薯类50~100g。用薯类替代一部分精白米面，一方面可增加钾的摄入，有助控制血压；另一方面增加了膳食纤维，有助于排便。本膳食属老少咸宜之品，对于习惯性便秘及肉食过多的人士尤为适合。

小贴士

感觉香煎太油腻者，可用清蒸的方式进行烹饪。

三叶汤

三叶润肺止咳汤，口干舌燥久咳良。

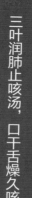

口味 清甜微苦
分量 3人量
厨艺 煲
厨具 汤锅

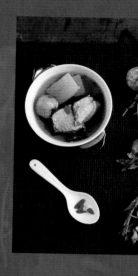

食材

猪瘦肉250克，人参叶20克，龙脷叶10克，枇杷叶15克，蜜枣2个，生姜3片，枸杞子、食盐适量。

做法

- 人参叶、龙脷叶、枇杷叶洗净；猪瘦肉切块，洗净焯水。
- 锅内加水煮沸，放入所有食材，大火烧开转小火煲1小时，加枸杞子、调味即可。

专家点评

人参叶能祛暑生津、补气润肺。龙脷叶能平肝肺之火、祛痰利咽。枇杷叶芳香去浊，善于清肃热痰。三叶合用，有益气化痰、清热降火之效。该膳食特别适合久咳痰黄、口干舌燥的人群及长期吸烟的人士食用。

小贴士

如痰稀色白者，可加适量陈皮，同时增加生姜的用量。

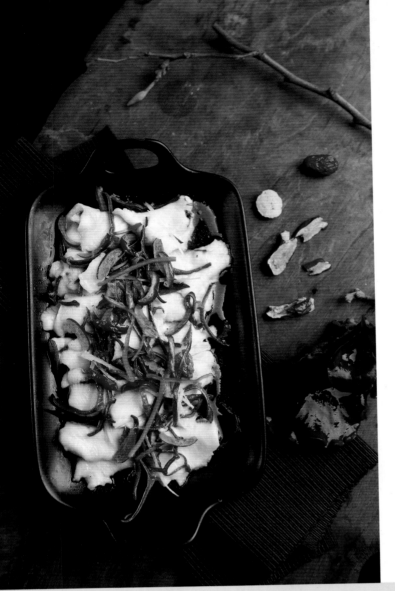

黑木耳蒸鲈鱼片

雅读

营养丰富不油腻，开胃降脂最适宜。

口味　清香
分量　3人量
厨艺　蒸
厨具　蒸锅

红枣

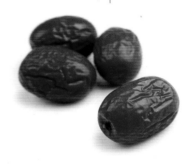

食材

鲈鱼1条（约500克），干黑木耳30克，红枣4个，生姜3片，食盐、胡椒粉、生抽、麻油适量。

做法

⊙ 干黑木耳浸泡30分钟，焯水切丝；红枣去核切丝；生姜切丝。

⊙ 鲈鱼宰好洗净，横向切片（约0.5厘米厚），铺于碟上。

⊙ 放上黑木耳丝、红枣丝、生姜丝，加少许的食盐与胡椒粉，隔水清蒸7~10分钟，倒掉碟里
多余水分，淋上麻油和生抽，即可食用。

专家点评

　　鱼肉纤维细，对于脾胃功能不好、消化不良的人群是不错的选择。黑木耳能降血
脂及抗动脉粥样硬化。搭配益气补血的红枣，温中和胃、去鱼腥味的生姜，通过清蒸
的烹饪方法，让食膳不仅清香味美，而且极大地保留食材的营养成分。其为老少皆宜
的菜式，尤其合适血脂高的人群食用。

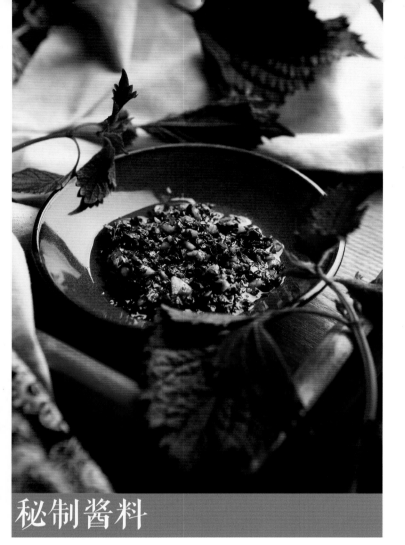

秘制酱料功效良，鲜品紫苏和生姜，妊娠呕吐易感冒，胸脘满闷一扫空。

口味　浓郁

分量　3人量

厨艺　拌

厨具　炒锅

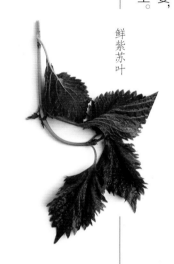

鲜紫苏叶

秘制酱料

食材

鲜紫苏叶10片，生姜30克，食盐、花生油适量。

做法

❀ 将鲜紫苏叶和生姜洗净、切碎，加适量食盐混匀，捣烂。

❀ 食用前，淋上热油，即可作为酱料使用。

专家点评

　　紫苏叶性味辛温，具有发表散寒、理气和胃、安胎的功效；生姜味辛、性微温，能温中止呕、解鱼蟹毒、促进食欲；生姜和紫苏叶同用，香味浓郁，特别适合易感冒人群以及妊娠初期恶心欲呕的女性食用，也是大众夏季用来搭配膳食的佳品。

小贴士

　　喜辛辣者，可加入葱白同制酱料。

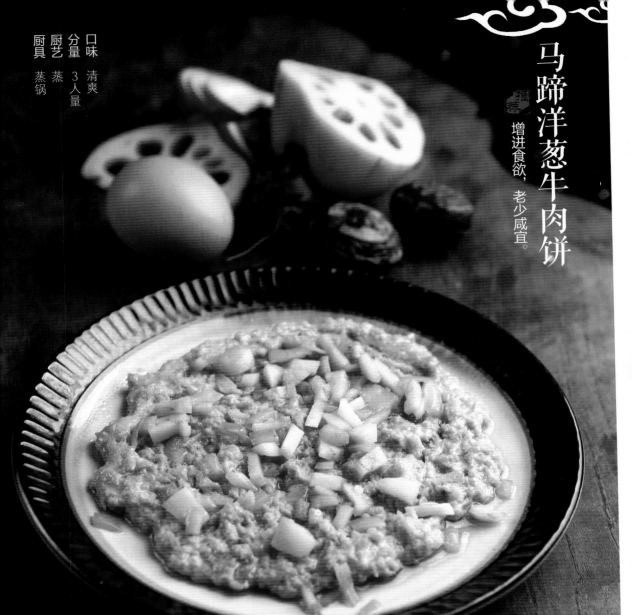

马蹄洋葱牛肉饼

增进食欲，老少咸宜。

口味　清爽
分量　3人量
厨艺　蒸
厨具　蒸锅

食材
牛肉300克，鸡蛋1个，马蹄5个，洋葱1个，花生油、食盐、生粉适量。

做法
◎ 马蹄去皮，同洋葱、牛肉剁碎，加入鸡蛋、生粉、食盐混匀，制成肉饼。
◎ 放到蒸锅上，隔水蒸熟即可。

专家点评
　　马蹄性凉，具有清热泻火、润肺生津的作用。洋葱性温、味辛甘，能健运脾胃。搭配牛肉和鸡蛋蒸成肉饼，其物香味美，可改善食欲，非常适合老人及儿童食用。

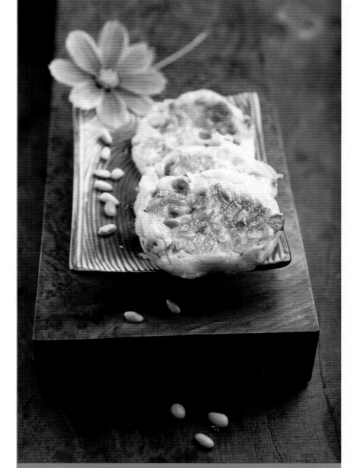

一份满分早餐，开启一天的工作和学习。

口味	浓郁香口
分量	3人量
厨艺	煎
厨具	煎锅

葱

松子煎饼

食材

鸡蛋2~3个，面粉200克，松子仁、葱花少许，食盐、胡椒粉、花生油适量。

做法

- 面粉中加入鸡蛋、清水，和成面浆，再入食盐、胡椒粉、葱花混匀。
- 热油起锅，把面浆分次倒入，摊成圆饼，撒上松子仁，煎熟即可。

专家点评

松子仁含有丰富的亚油酸，其是人们平常推崇的 $\Omega-3$ 脂肪酸的前体。同时，松子仁富含油脂，对于便秘人群还可以起到润肠通便的作用；对儿童还有益脑的功效。松子仁煎饼制作简单，且膳食饱腹感强，特别适合工作繁忙、长期久坐的白领人士作为早餐食用。

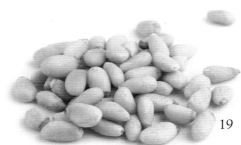

松子仁

19

小满温和夏意浓
麦仁满粒量还轻

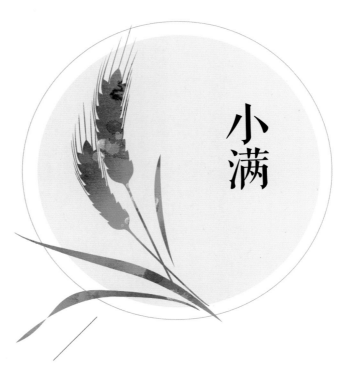

小满

小满为夏季的第二个节气。古人认为，万物长于此少得盈满，麦至此方小满而未全熟，故名小满。二十四节气中，有大暑、小暑，有大寒、小寒，唯独有小满而没有大满。小满小满，小得盈满；水满则溢，月满则亏；满招损，谦受益。唯有小满，最能彰显着夏季蓬勃的生机。

代表寓意： 小满而未全，仍有发展向上的空间。

节气开端： 每年5月21日前后。

气候特点： 气温升高，小雨困湿，大雨便寒。

节气养生： "未食五月粽，寒衣唔入柜。"小满之时，气温大多与雨水密切相关。小雨易潮湿闷热，大雨则易气温骤降，变化之大，稍有不慎即易外感。宜及时增减衣物，以免触冒风邪。饮食以雨水多少及个人体质为则。雨多温低，体质偏于寒湿者，以健脾、养胃、祛湿为法；雨少闷热，体质偏于湿热者，可遵上法，再配以瓜豆，以达清热祛湿之效；体质平和者，清淡饮食。

推荐食材： 淮山、胡萝卜、绿豆、莲子、猴头菇等。

推荐药膳： 猴头菇猪腒汤、淮山胡萝卜排骨粥、绿豆莲子煲排骨等。

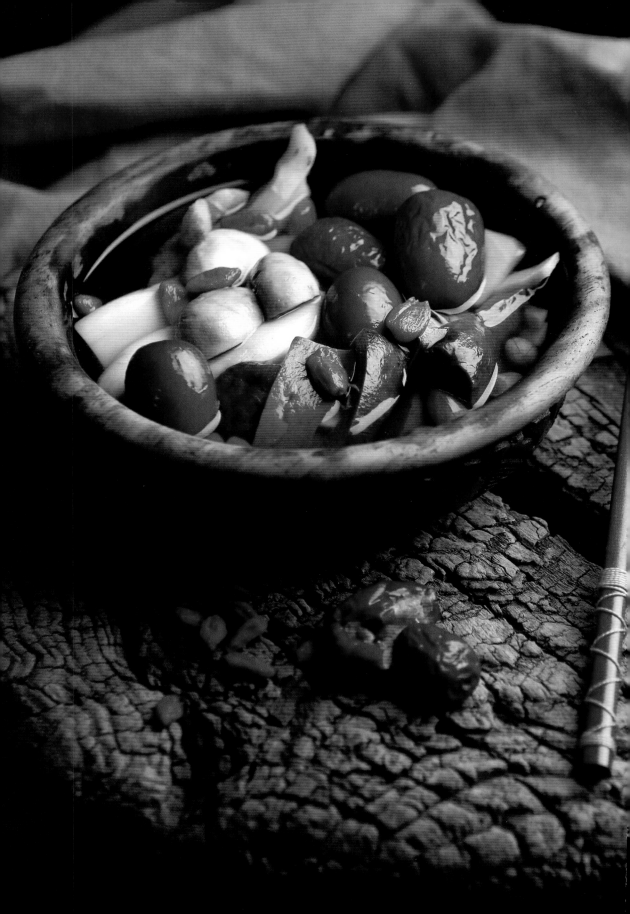

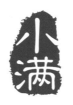

小满

杂菌汤

集菌之鲜味，和寒热之性，尤适合体弱者。

推荐

口味　鲜香
分量　3人量
厨艺　煲
厨具　汤锅、炒锅

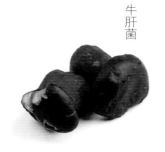

牛肝菌

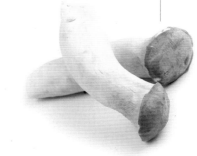

杏鲍菇

食材

玉竹100克，鸡腿菇100克，蘑菇、杏鲍菇、牛肝菌各50克，生姜5片，红枣5个，枸杞子、脆花生米少许，花生油、食盐、胡椒粉适量。

做法

◎ 汤锅内加水煮沸，放入玉竹小火煲1小时熬成汤。

◎ 热油起锅，放入生姜和各种菇菌爆炒后，连同红枣、枸杞子一起放入玉竹汤中煲15分钟。加入脆花生米，调味即可。

专家点评

　　把蘑菇、鸡腿菇、杏鲍菇、牛肝菌这几种菇菌类食物一同烹饪，不仅鲜味十足，而且具有调节免疫力的作用。加上红枣和枸杞子以补血养肝，再以少量生姜及胡椒粉去除菌类的微寒之性。该膳食搭配得宜，且做法简单，十分适合工作繁忙或体质虚弱而易反复感冒者食用。

小贴士

　　菇菌类嘌呤较高，高尿酸人群少食。

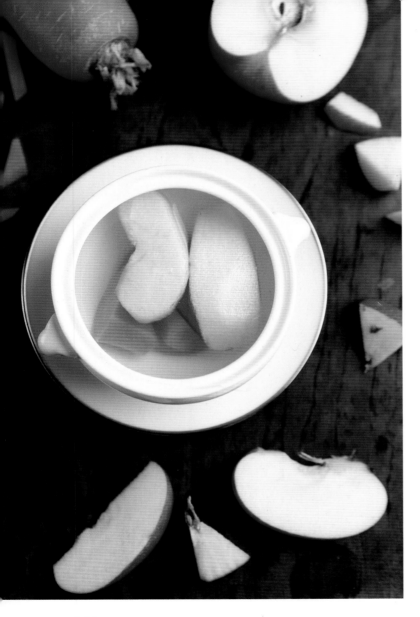

苹果胡萝卜汤

推荐

口味　酸甜
分量　2~3人量
厨艺　煮
厨具　汤锅

小孩便秘不用愁，酸甜靓汤来帮手。

苹果

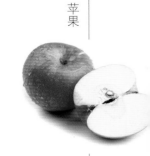

食材

猪腒250克，苹果1~2个，胡萝卜1个，食盐适量。

做法

◉ 苹果、胡萝卜洗净，削皮切块；猪腒洗净焯水，切薄片。

◉ 锅加水煮沸，放入苹果、胡萝卜，大火烧开转小火煮30分钟，再入猪腒煮10分钟，调味即可。

专家点评

　　苹果味甘酸、性凉，能益胃生津。胡萝卜味甘辛、性平，能健脾和中、滋肝明目。而且富含胡萝卜素，可促进儿童眼睛的发育。本汤口味酸甜，能调节脾胃功能，对于儿童大便不成形或间隔时间长、大便干燥等问题都有缓解作用。

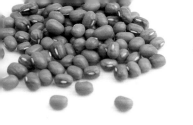

绿豆

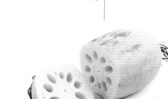
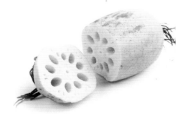

莲藕

绿莲素汤

推荐

健胃消食的素食汤，
让肠胃轻松一夏！

口味　清爽

分量　2~3人量

厨艺　煲

厨具　汤锅

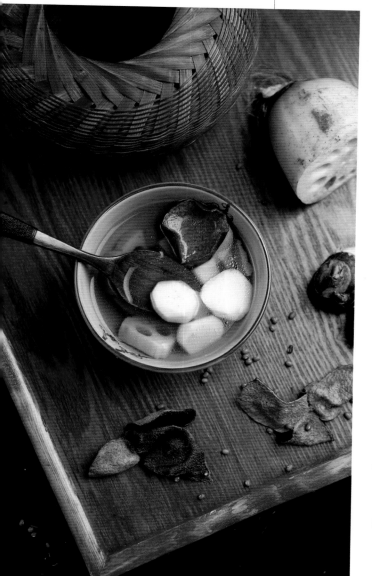

食材

莲藕1000克，绿豆50克，眉豆50克，马蹄10个，陈皮2瓣，生姜5片，食盐适量。

做法

- 绿豆、眉豆浸泡30分钟，莲藕去皮切块，马蹄去皮切片。
- 锅内加水煮沸，放入所有食材，大火烧开转小火煲1小时，调味即可。

专家点评

　　熟莲藕性偏温，能健脾开胃，体弱者食之可强身健体。马蹄味甘、性凉，能清热生津、化痰消积。绿豆味甘、性凉，能清热利水解毒。眉豆性平而利水湿。陈皮、生姜可温中化痰，同时减少绿豆与马蹄的寒性。该汤膳能健胃消食，适合消化不良而见口气重、胃纳差、易饱滞的人群及素食者食用。

小贴士

　　虚寒体质者只宜偶尔食用，食时可加黑豆50克，腰果50克同煮。

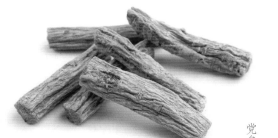

党
参

陈
皮

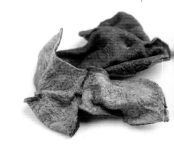

推荐 党参牛肉加陈皮，益气养血又健脾。

陈皮牛肉饼

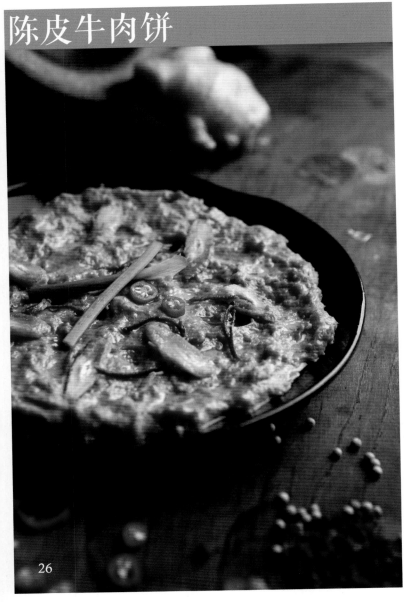

食材

牛肉250克，党参15克，陈皮1瓣，食盐、花生油、生抽、生粉适量。

做法

- 党参用温水泡软，切成薄片备用。
- 牛肉、陈皮一起剁碎，加入花生油、食盐、生抽、生粉搅匀，铺于碟上。用筷子垂直插出数个气孔，放上党参片，隔水蒸10分钟，即可食用。

专家点评

　　牛肉蛋白质含量高，且富含大量造血所必需的物质——血红素铁。中医认为"气为血之帅，血为气之母"，补血时需要配伍补气药。所以本膳食搭配党参补脾益气，同时加上理气健脾的陈皮帮助消化，使膳食补血的效果达到最佳。尤其适合经后、病后或气血虚弱的人群食用。

小贴士

　　不吃牛肉的可换成鱼肉或猪肉。

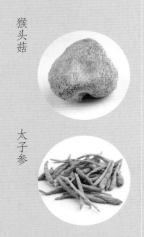

猴头菇

太子参

猴头菇猪脈汤

健脾养胃好帮手，给食无定时的你。

口味　清甜
分量　3人量
厨艺　煲
厨具　汤锅

食材

猪脈250克，太子参30克，猴头菇2个，生姜3片，枸杞子、食盐适量。

做法

◎ 猴头菇浸泡至松软，洗净切块；猪脈切块，洗净焯水。

◎ 锅内加水煮沸，放入所有食材，大火烧开转小火煲1.5小时，调味即可。

专家点评

　　猴头菇味甘、性平，具有益胃健脾、补虚、抗癌的功效。营养学认为，猴头菇是一种对胃部疾病有食疗效果的菌类。搭配益气养阴而不温燥的太子参制作此汤，特别适合容易胃痛的人群食用。

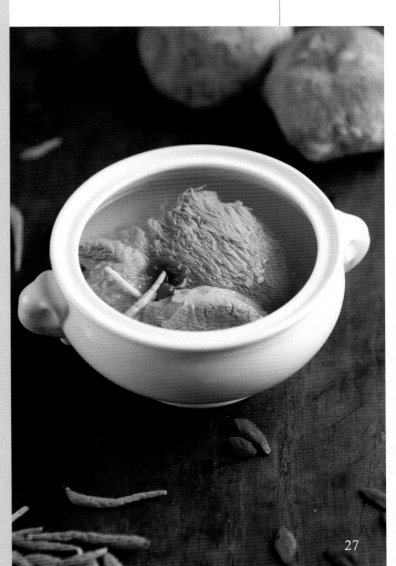

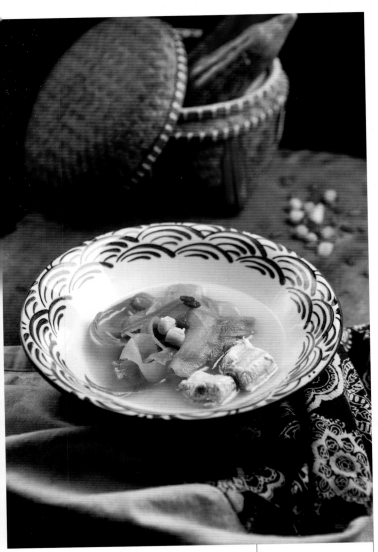

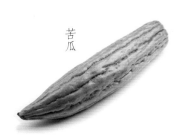

苦
瓜

高汤浸苦瓜

甘甜带微苦，清热又消暑。

口味　浓郁
分量　3人量
厨艺　煲、浸煮
厨具　汤锅

瑶柱

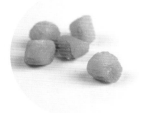

食材

排骨300克，瑶柱50克，苦瓜2个，生姜5片，枸杞子、食盐适量。

做法

◉ 苦瓜洗净，纵向切薄片，用食盐腌制半小时，再冲洗干净；排骨斩段，焯水备用。

◉ 锅内加水煮沸，放入排骨、瑶柱、生姜，大火烧开转小火煲1小时，熬成高汤。

◉ 将苦瓜片、枸杞子放入汤内浸熟，熄火，调味即可。

专家点评

夏季的当令食材苦瓜，能清热消暑、清肝明目。搭配能补中益气、养血健骨的排骨制作此汤，其特别适合易上火而见口干口苦、眼目干涩充血的人群食用。

小贴士

苦瓜性寒，阳虚体质人群请勿过量食用，或烹饪苦瓜多加生姜，也可在汤中加入胡椒粉。

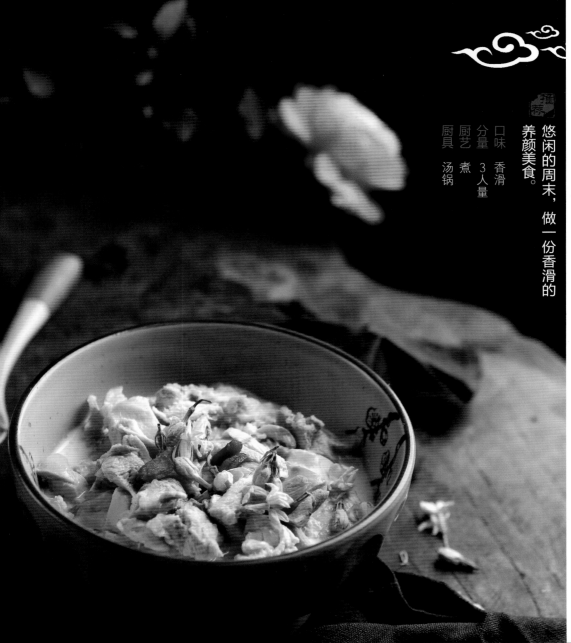

悠闲的周末，做一份香滑的养颜美食。

口味 香滑
分量 3人量
厨艺 煮
厨具 汤锅

食材

鲜牛奶750毫升，鸡柳250克，茉莉花少许，生姜丝、生粉、食盐、花生油、枸杞子适量。

做法

➊ 茉莉花泡洗沥干；鸡柳撕成丝或切小块，用花生油、食盐、生粉拌匀。

➋ 鲜牛奶煮沸，入鸡柳、生姜丝小火慢煮，待鸡柳熟透后，加食盐调味，撒上茉莉花、枸杞子即可。

专家点评

牛奶味甘、性微寒，具有补虚损、益肺胃、生津润肠之功效，是人体极佳的补钙来源。加上温中和胃的生姜、清香怡人的茉莉花，搭配鲜嫩的鸡柳制作此膳食，其口感良好之余，还营养健康，特别适合气血不足、皮肤干燥、有美肤美颜需求的人群食用。

小贴士

喝牛奶腹泻者，可用舒化奶替代。

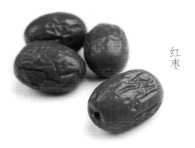

红枣

椰子

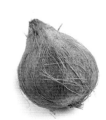

小孩不愿吃饭？给米饭来点新意！也适合有美容润肤需求的人士。

椰子焗饭

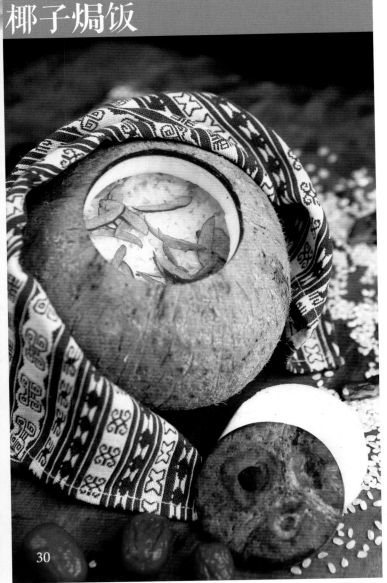

食材

椰子1个，红枣3个，大米约100克（根据椰子大小适当加减）。

做法

⊛ 大米洗净；红枣去核切丝；椰子开盖，把椰子水倒出备用。

⊛ 大米放入椰子内，加入红枣丝、椰子水（可加适量清水），盖上椰子盖，隔水清蒸20分钟即可。

专家点评

　　椰子性平、味甘，能清暑解渴。用椰子水焗饭，米粒吸收了椰子水的清甜后，不但香味十足，还为白米饭添加了更多的维生素 C 及钙、钾、镁等有益成分。该膳食是增强体质、润泽皮肤的老少咸宜之品，尤适合需美容润肤的人士食用。对于素食者也是不错的选择。

小贴士

　　椰子肉也可食用。

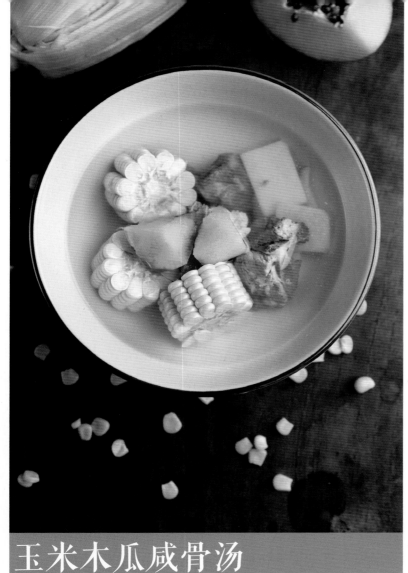

经典的下火靓汤，易上火人士的福音。

口味　香浓
分量　3人量
厨艺　煲
厨具　汤锅

木瓜

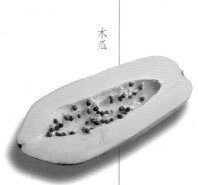

玉米木瓜咸骨汤

食材

排骨500克（或直接购买咸猪骨），玉米2根，木瓜半个，生姜3片，食盐适量。

做法

- 玉米洗净切段；排骨斩段，焯水后用食盐腌制1天(放冰箱中)，再冲洗干净。
- 锅内加水煮沸，放入排骨、玉米、生姜，大火烧开转小火煲40分钟，再放入木瓜煲20分钟，调味即可。

专家点评

　　排骨有养血健骨的功效，用食盐腌制后，因咸味入肾，所以咸猪骨还能降气下火。搭配调中开胃的玉米、健脾消食的木瓜和温中和胃的生姜制作此汤，其味道鲜美，是夏季开胃降火的佳品。

小贴士

　　木瓜容易引起子宫收缩腹痛，早孕者请勿食用。

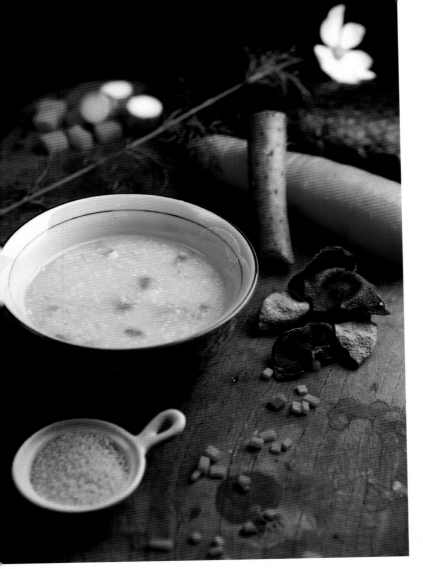

淮山胡萝卜排骨粥

儿童没胃口，不想吃饭？来一碗健脾开胃粥换换口味吧！

口味	清甜
分量	3人量
厨艺	煮
厨具	砂锅

鲜淮山

食材

排骨150克，鲜淮山100克，胡萝卜1根，陈皮1瓣，小米、食盐适量。

做法

◎ 排骨斩段焯水；鲜淮山、胡萝卜削皮，切块洗净；小米干炒备用。

◎ 锅内放入所有食材，加适量清水煮沸，转小火煮40分钟，调味即可。

专家点评

　　胡萝卜所含的胡萝卜素需要通过油脂才能溶解吸收，而排骨中的少量油脂正好可以起到这样的作用，且不会太过油腻。搭配行气消食的陈皮、补益脾胃的鲜淮山和小米制成粥品，特别适合消化不良的儿童食用。

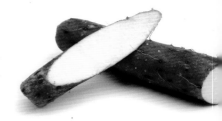

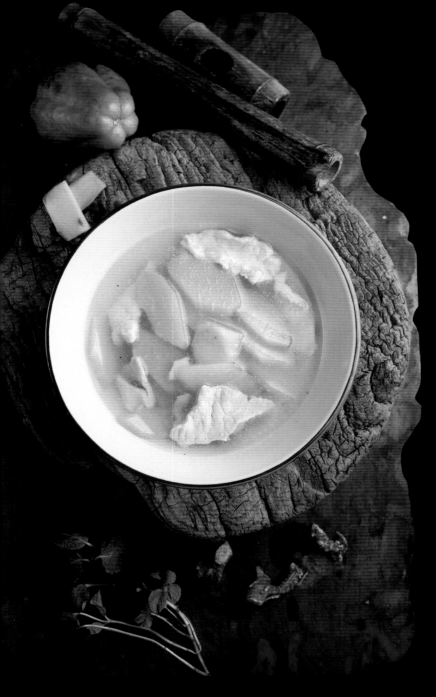

佛手瓜滚肉片

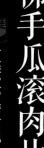

夏季家常清甜靓汤，尤适合高血压病人群。

口味　清甜
分量　3人量
厨艺　煮
厨具　炒锅

食材

者瘦肉200克，佛手瓜300克，生姜5片，食盐、生粉、花生油适量。

故法

佛手瓜去皮，洗净切块；猪瘦肉切片，用生粉、花生油、食盐腌制备用。

热油起锅，爆炒佛手瓜、生姜，再加适量清水煮20分钟；待佛手瓜熟软后，放入猪瘦肉片煮5分钟，调味即可。

专家点评

　　佛手瓜爽脆清甜，有排钠利尿的作用，且富含钾，对控制血压有一定的辅助效果，是心脏病、高血压病人群的保健蔬菜。此汤清甜，适合夏天天气闷热时食用，能让人倍感清爽。

小贴士

高血钾者请谨慎食用。

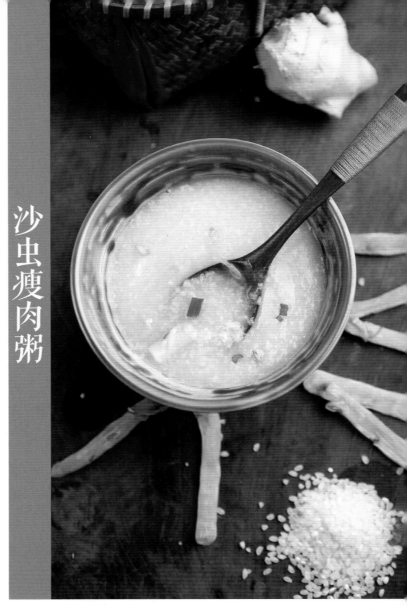

沙虫瘦肉粥

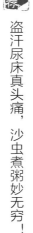

盗汗尿床真头痛，沙虫煮粥妙无穷！

口味　鲜美
分量　3人量
厨艺　煮
厨具　砂锅

食材

沙虫干3条，猪瘦肉150克，生姜3片，大米少许，食盐、生粉、花生油、葱花适量。

做法

◉ 沙虫干温水浸泡，剪开洗净泥沙。猪瘦肉剁成肉碎，加生粉、食盐、花生油腌制10分钟。

◉ 把生姜、大米、沙虫干放入锅内，加适量清水，大火烧开转小火煮40分钟，再入肉碎、葱花煮2分钟，调味即可。

专家点评

　　沙虫性寒、味甘咸，有滋阴降火、清肺补虚之功效，素有"海洋虫草"的美誉。搭配猪瘦肉和生姜煮成粥，其不仅口感美味，而且对于儿童出汗过多、盗汗、尿床有一定的食疗作用。有上述症状的儿童一周食用2~3次为佳。

小贴士

　　感冒期间慎食。

生姜

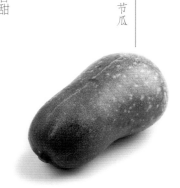

节瓜

口味　浓郁香甜
分量　3人量
厨艺　煮
厨具　砂锅

食材

生蚝10~12个，猪瘦肉100克，眉豆50克，节瓜1个，生姜3片，食盐适量。

生蚝肉碎眉豆节瓜汤

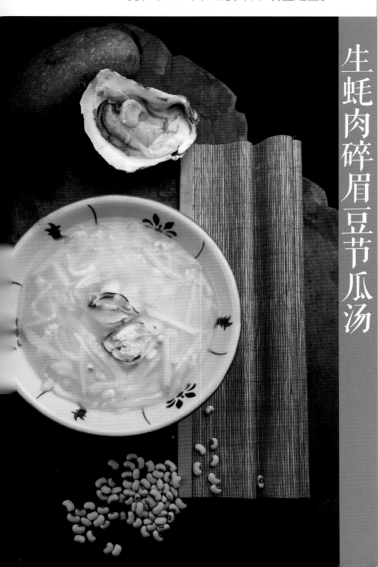

做法

◉ 生蚝洗净，猪瘦肉剁碎，节瓜切丝，眉豆浸泡半小时以上。

◉ 锅内加水煮沸，入眉豆、生姜煮30分钟，再放入节瓜丝煮10分钟，最后入生蚝、猪瘦肉碎煮3~5分钟，调味即可。

专家点评

　　生蚝能补肝肾，且富含锌。成人由于缺锌而引起头发干燥、枯黄，多发性口腔溃疡，食欲不振，味觉减退的症状，可以生蚝作为食疗。眉豆味甘、性微温，能健脾益肾；因其血糖指数不高，糖尿病人可用其来替代一部分精白米面食用。搭配能生津止渴、解暑湿、健脾胃的节瓜制作此汤，能健脾降火，特别适合夏季食用。

小贴士

　　眉豆多食则滞，易腹胀者应少食。体质虚寒者可加适量胡椒粉同食。

绿豆莲子煲排骨

祛暑解毒不伤正，清心祛痘皆可宜。

口味　鲜甜浓郁

分量　3人量

厨艺　煲

厨具　汤锅

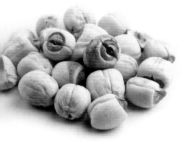

莲子

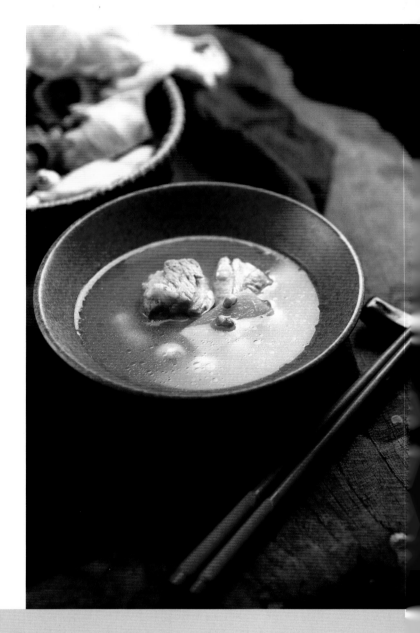

食材

排骨300克，绿豆50克，莲子80克，陈皮1瓣，食盐适量。

做法

◎ 绿豆、莲子浸泡；排骨斩段，洗净焯水。

◎ 锅内加水煮沸，放入所有食材，大火烧开转小火煲1小时，调味即可。

专家点评

　　莲子性平、味甘涩，能健脾益肾、养心安神，多用于心脾肾虚的遗精带下和心悸失眠。搭配味甘、性凉，能清热、利水、解毒的绿豆，以及能理气化痰的陈皮制作汤品，清补相兼，对于容易长痤疮的人群尤为合适。

小贴士

　　虚寒体质者可加生姜、芡实同煮。

薄荷叶煎蛋

薄荷利咽又解郁，咽痛郁闷皆可取。

口味　香口

分量　1~2人量

厨艺　煎

厨具　煎锅

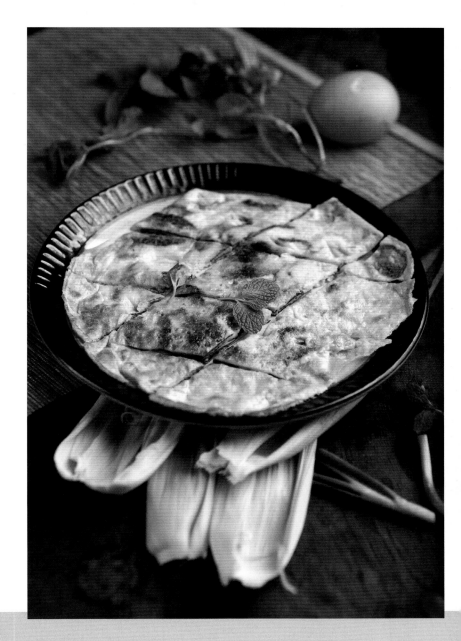

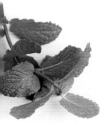

鲜薄荷叶

食材

鸡蛋2~3个，鲜薄荷叶10克，食盐、花生油适量。

做法

❀ 鸡蛋打开，搅匀蛋液，加入切碎的鲜薄荷叶、花生油、食盐搅拌均匀。

❀ 热油起锅，倒入蛋液，煎熟即可。

专家点评

　　鸡蛋口感嫩滑，富含容易消化吸收的优质蛋白。搭配清利咽喉、疏肝解郁的鲜薄荷叶制成膳食，其别具风味之余，又营养丰富。特别适合夏季咽痛咽干、情绪郁闷、食欲下降的人群食用。

芒种

田家一雨插秧时
戒把担禾水拍泥

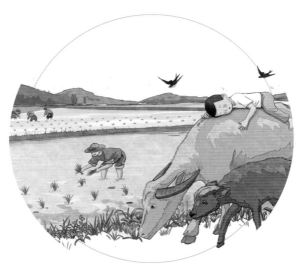

芒种为夏季的第三个节气。古人认为，此时可种有芒之谷，过此即失效，故名芒种。芒种之时，万物生长旺盛，最适合播种晚谷、黍、稷等有芒的作物；芒种也是播种最忙的季节，故又称"忙种"。

代表寓意： 忙种；播种有芒作物。

节气开端： 每年6月6日前后。

气候特点： 闷热潮湿，雷雨增多。

节气养生： 芒种之后雨水增多，慎防湿气扰人之不适，是芒种养生保健的重点。宜多晒太阳（早上10点前、下午4点后为佳）；居室通风透气，以便祛除湿气。淋雨后及时更换衣物，保持干爽，减少脚气、湿疹等皮肤病的发生。饮食不宜过于肥腻，多吃健脾、行气、祛湿之品，裨益脾胃。

推荐食材： 绿豆、莲藕尖、佛手、扁豆、眉豆、薏米等。

推荐药膳： 鱼尾祛湿汤、佛手石斛煲瘦肉、消食利水瘦身汤等。

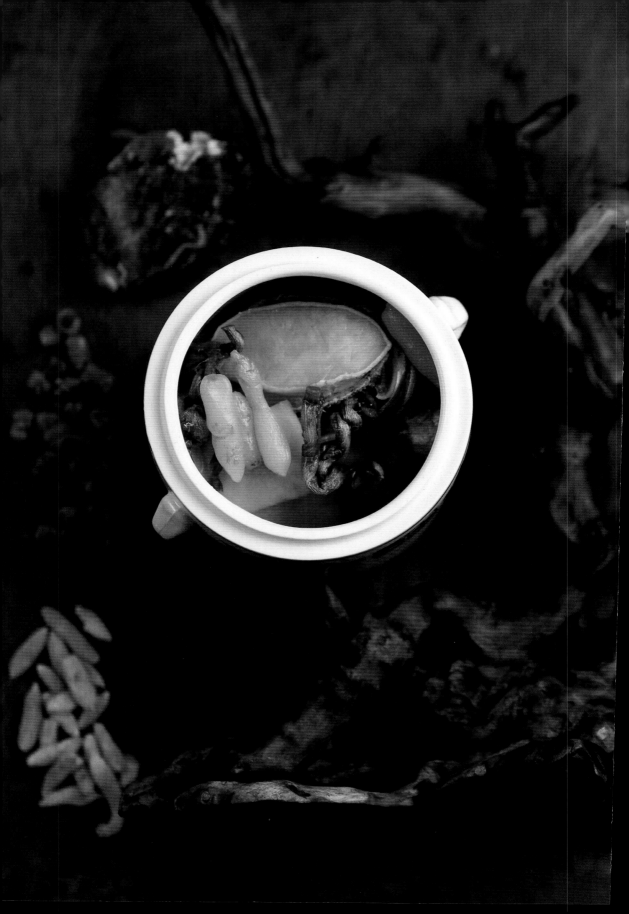

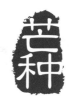

石斛麦冬炖鲍鱼

生津明目、滋润清补，尤适合心烦失眠、眼睛干涩的人群。

口味　清甜
分量　3人量
厨艺　炖
厨具　炖盅

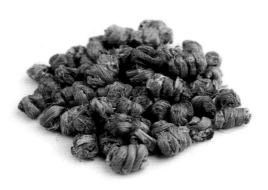

石斛

食材

鲍鱼2~3只，猪瘦肉150克，石斛15克，麦冬15克，生姜3片，食盐适量。

做法

❀ 鲍鱼去内脏，带壳洗净；猪瘦肉切块，洗净焯水。

❀ 把所有食材放入炖盅内，加入温开水，隔水清炖1.5小时，调味即可。

专家点评

麦冬味甘微苦、性微寒，能养阴生津、清心除烦。鲍鱼能平肝潜阳明目。搭配益胃生津、滋阴清热的石斛制作膳食，其能补肝肾阴、滋阴明目，对于阴虚体质而见心烦失眠、眼睛干涩等症状以及用眼过度的人群尤其合适。

小贴士

体质虚寒者可增加生姜的用量。

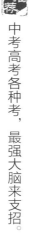

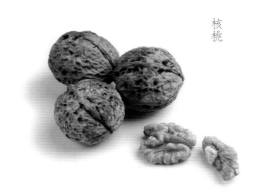

核桃

牛奶鸡蛋核桃糊

食材

牛奶500毫升，鸡蛋2个，核桃肉100克，红糖适量。

做法

◎ 核桃肉放入搅拌机中，加少量温开水打碎备用。

◎ 牛奶倒入锅内煮沸，放入核桃肉煮15分钟，熄火，打入鸡蛋拌匀，加入红糖调味即可。

专家点评

核桃味甘、性温，能补肾益精健脑。鸡蛋味甘，能滋阴润燥，且卵磷脂丰富，是小朋友补脑益智的良好食物来源。牛奶味甘，性微寒，具有补虚损、益肺胃、生津液的功效。本膳食营养丰富，煮成糊后更容易消化吸收，特别适合老人、儿童以及经常用脑的人群食用。

小贴士

牛奶过敏者慎食；湿热体质者少食；喝牛奶易腹泻的，可用舒化奶替代。

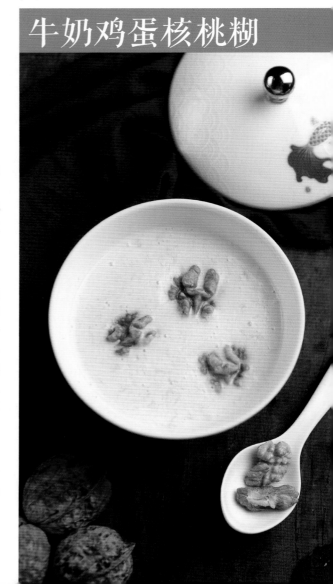

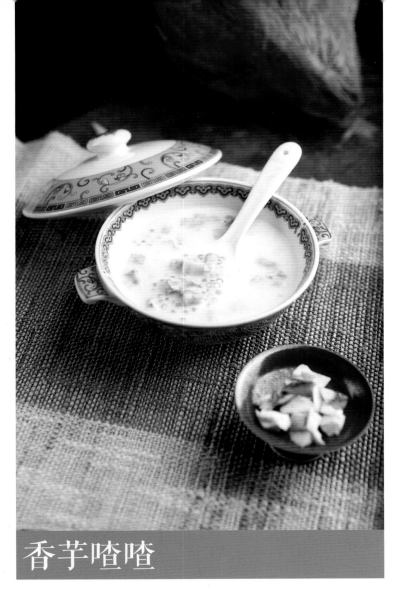

香浓软滑，夏季补虚的好甜品。

口味　香滑
分量　2~3人量
厨艺　煮
厨具　砂锅

香芋

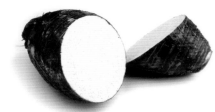

香芋喳喳

食材

香芋150克，西米50克，牛奶、椰奶、砂糖适量。

做法

◉ 香芋切粒；西米泡软，放入开水中煮10分钟，捞起冷却备用。

◉ 锅内加水煮沸，放入香芋，煮至绵软后，入牛奶、西米，大火烧开转小火煮10分钟，熄火，兑入椰奶，加入砂糖调味即可。

专家点评

芋头能补脾补虚，搭配牛奶、椰奶、西米制成甜品，其香甜美味、可口怡人，是夏季周末的最佳甜品。

小贴士

痰湿体质、易食滞胃胀以及糖尿病人群少食。

酸辣藕尖

 热到没胃口？来点酸爽提提神吧！也适合需要控制血糖或体重的人群。

厨具	厨艺	分量	口味
炒锅	炒	3人量	酸辣

莲藕尖

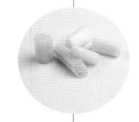

食材
莲藕尖500克，醋泡指天椒3只，红辣椒2只，米醋、花生油、食盐适量。

红辣椒

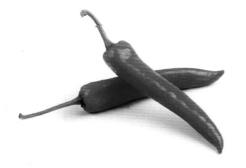

做法
- 红辣椒切碎；莲藕尖洗净，切段备用。
- 热油起锅，放入莲藕尖翻炒5~6分钟，加入醋泡指天椒及红辣椒碎翻炒1~2分钟，最后入米醋和食盐调味即可。

专家点评
　　莲藕尖是莲藕的幼嫩根茎，只产于初夏时节，之后就会长成莲藕，是名副其实的时令菜。莲藕尖比莲藕的淀粉含量少、热量低、水分多，以酸辣之品烹饪，不仅能保持莲藕尖的鲜味，而且口感清爽。在夏日食用不仅可提升食欲，且对需要控制血糖或体重的人群也是不错的选择。

小贴士
　　不吃辣的可少放或不放指天椒。

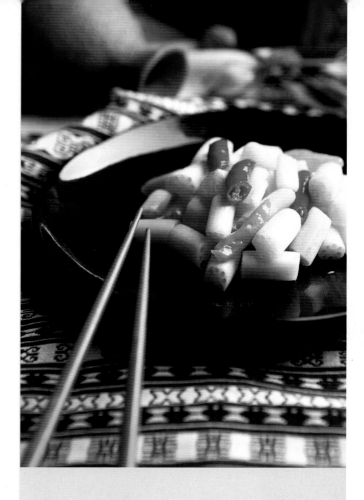

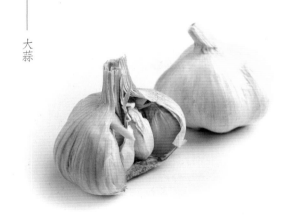

大蒜

口味　香口

分量　3人量

厨艺　炒

厨具　炒锅

金钩银丝

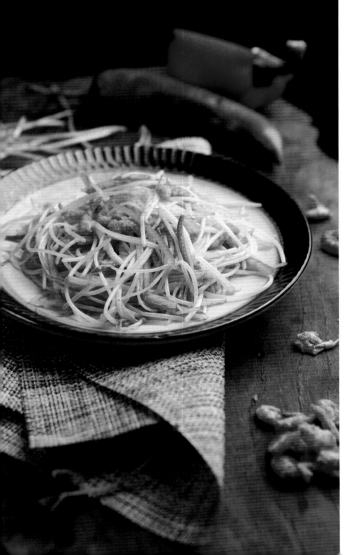

食材

大虾米100克，绿豆芽250克，生姜、大蒜、花生油、食盐、青辣椒、红辣椒适量。

做法

❋ 绿豆芽去头尾，洗净；大虾米浸泡5~10分钟；生姜、大蒜剁蓉；青辣椒、红辣椒切丝。

❋ 热油起锅，爆香生姜、大蒜，入绿豆芽、青辣椒、红辣椒及大虾米炒熟，调味即可。

专家点评

　　绿豆芽性凉、味甘，不仅能清暑热、解诸毒，还能利尿消肿、调五脏、美肌肤。搭配高蛋白低脂肪的虾米制成膳食，其口感清爽、味道鲜美，是价廉物美的家常小炒。

小贴士

　　海鲜过敏者慎食。

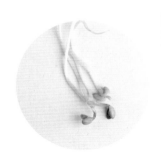

绿豆芽

45

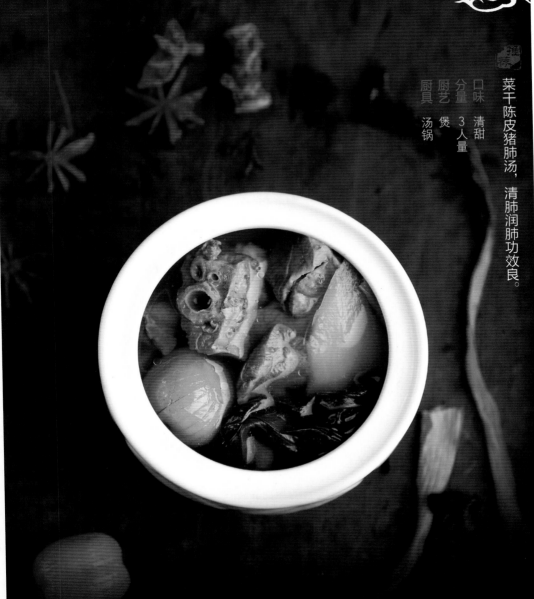

白菜干陈皮生姜猪肺汤

菜干陈皮猪肺汤，清肺润肺功效良。

厨具 汤锅
厨艺 煲
分量 3人量
口味 清甜

食材

猪肺半个（约750克），猪瘦肉150克，白菜干60克，陈皮1瓣，生姜5片，蜜枣2个，花生油、食盐、生粉适量。

做法

◉ 白菜干泡发，洗净沥干；猪瘦肉切块，洗净焯水。

◉ 猪肺切块，加适量生粉、食盐，反复揉搓、清洗，至猪肺洁白；放入开水中煮15分钟，捞起洗净；热油起锅，下猪肺爆炒，去尽血水备用。

◉ 锅内加水煮沸，放入所有食材，大火烧开转小火煲1.5小时，调味即可。

专家点评

猪肺味甘、微寒，补肺止咳；白菜干清肺热、除烦渴。两者配以理气化痰的陈皮、清心润肺的蜜枣、温中和胃的生姜制作汤膳，其能清热、润肺、止咳，尤其适合咳嗽黄痰、咽干口燥、口苦口臭、小便黄短的人群食用。

小贴士

体质虚寒者少食。

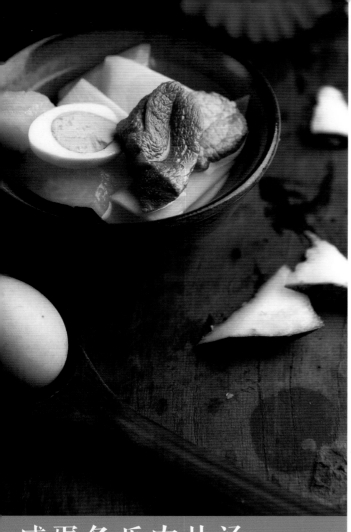

口味　鲜甜
分量　3人量
厨艺　煮
厨具　炒锅

冬瓜

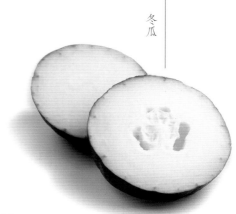

咸蛋冬瓜肉片汤

食材

猪瘦肉250克，冬瓜500克，咸鸭蛋1个，生姜3片，食盐、花生油适量。

做法

❀ 冬瓜去皮切块，猪瘦肉切片，咸鸭蛋蛋黄与蛋白分离。

❀ 热油起锅，放入生姜、冬瓜爆炒，再加入适量清水，大火烧开转小火煮20~30分钟。

❀ 放入咸鸭蛋黄和猪瘦肉片，煮2分钟，熄火，入咸鸭蛋白搅匀，调味即可。

专家点评

　　冬瓜味甘淡、性微寒，能清热利水、减肥降脂。搭配清热降火的咸鸭蛋，再加上猪瘦肉及生姜煮汤，其味道鲜甜，特别适合夏季解暑食用。对于湿热体质而见口苦、便秘、容易烦躁失眠的人群尤其合适。

小贴士

　　脾胃虚寒、阳虚手足冷者可多加生姜，或煮好后加适量胡椒粉同食。

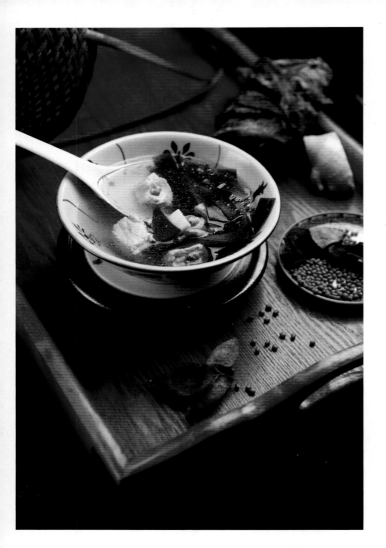

绿豆海带煲排骨

 在外奔波惹暑热，
绿豆海带添清凉。

厨具	厨艺	分量	口味
汤锅	煲	3人量	香甜

陈皮

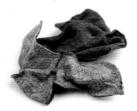

食材

排骨400克，绿豆50克，鲜海带100克，生姜3~5片，陈皮1瓣，食盐适量。

做法

- 排骨斩段，洗净焯水。
- 锅内加水煮沸，放入所有食材，大火烧开转小火煲1小时，调味即可。

专家点评

绿豆、海带性寒，其中绿豆能清热解毒，海带则能利尿消肿。搭配温中和胃的生姜，行气化湿的陈皮，中和了绿豆和海带的寒性，使整个膳食不会过于寒凉。本汤膳适合一家大小食用，对于湿热体质及长期户外工作的人群尤为适合。

小贴士

体质虚寒者慎食。

绿豆

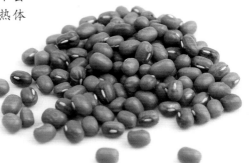

鱼尾祛湿汤

夏季容易困倦，都是湿气惹的祸。

口味　清淡

分量　3人量

厨艺　煎、煲

厨具　煎锅、汤锅

食材

鳙鱼尾1条（约300克），扁豆、眉豆、薏米各30克，陈皮1瓣，生姜3片，花生油、食盐适量。

做法

- 热油起锅，放入生姜、鳙鱼尾，煎至鱼尾表面金黄后，加入适量清水，大火烧开转小火煮至汤变乳白色。
- 连鱼尾带汤一起倒进汤锅，放入剩余食材，大火烧开转小火煲50分钟，调味即可。

专家点评

鳙鱼尾味甘、性温、无毒，且肉嫩而不腻，营养丰富，具有暖胃和中、开胃滋补的功效。搭配陈皮芳香燥湿，薏米淡渗利湿，扁豆健脾化湿，眉豆益气健脾，生姜温中散寒且可去鱼腥。六物合用，可以健脾补中、散寒化湿。本膳食尤其适合湿气重而身困疲倦、舌苔厚腻的人士食用。

小贴士

本品祛湿之力较强，有身体消瘦、大便干结、五心烦热、夜睡盗汗等阴虚症状的人士慎食。

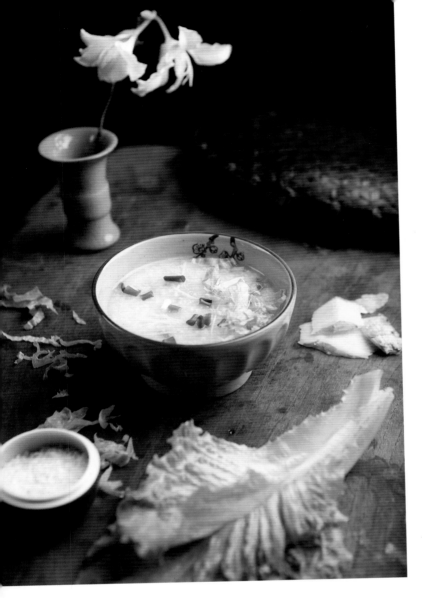

生菜丝牛肉粥

推荐

仲夏夜来一碗生滚牛肉粥，最佳享受！

口味　鲜甜
分量　2~3人量
厨艺　煮
厨具　砂锅

食材

牛肉150克，大米100克，生菜150克，生姜、葱花、食盐、生粉、花生油适量。

做法

◉ 大米浸泡半小时，葱切粒，生菜、生姜切丝。牛肉切片，放入生姜丝、花生油、食盐、生粉腌制。

◉ 锅内放入大米，加水煮沸，转小火熬煮。至粥变绵稠时，放入牛肉煮1~2分钟，熄火，加入生菜丝、葱花，调味即可。

专家点评

　　牛肉是补铁的食疗佳品。其与米粥共煮，牛肉能保持鲜嫩之余，米粥也香糯软滑，可谓相得益彰。再搭配清爽的生菜，整个膳食可提升食欲。

小贴士

　　食用前粥内加入麻油味道更香。老人或牙齿不好者，可选用鱼片替代牛肉。

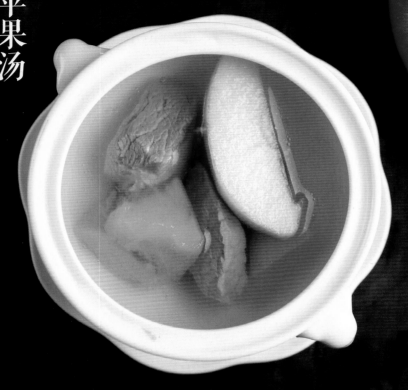

番薯木瓜苹果汤

口味　清淡
分量　3人量
厨艺　煲
厨具　汤锅

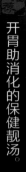

开胃助消化的保健靓汤。

食材

猪瘦肉100克，地瓜200克，木瓜1个，苹果1~2个，食盐、胡椒粉适量。

做法

◎ 地瓜、木瓜、苹果去皮，切块；猪瘦肉切块，洗净焯水。

◎ 锅内加水煮沸，放入猪瘦肉、地瓜煲10分钟，再入木瓜、苹果，小火煲10分钟，胡椒粉、
食盐调味即可。

专家点评

地瓜又名番薯，性平、味甘，具有补中和血、益气生津的功效。木瓜性平、味
甘，能和胃消滞。苹果性平味甘微酸，能生津止渴、清热除烦、健胃消食。本汤膳
适合夏季保健食用，尤其适宜脾胃虚弱、食欲不好、体虚便秘的人士。

佛手

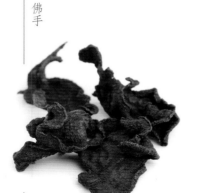

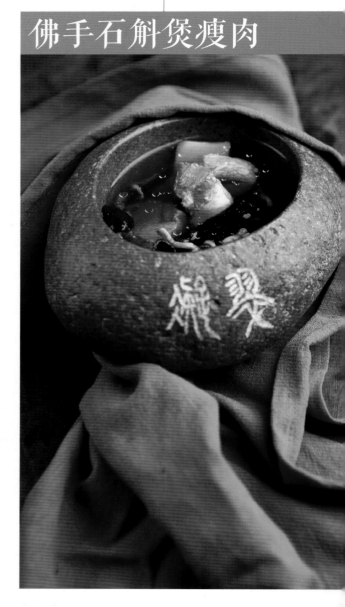

工作繁忙胃口消，单用消食不见效，
应加佛手与石斛，理气滋阴乐逍遥。

口味　清甜
分量　3人量
厨艺　煲
厨具　汤锅

佛手石斛煲瘦肉

食材

猪瘦肉250克，佛手10克，石斛15克，桂圆肉30克，生姜3片，食盐适量。

做法

◎ 猪瘦肉切块，洗净焯水。

◎ 锅内加水煮沸，放入所有食材，大火烧开改小火煲1小时，调味即可。

专家点评

　　石斛甘凉，能益胃生津、滋阴清热；桂圆肉甘温，能补心脾、益气血、健脾胃。两者搭配，不过温过寒而又能起到调补的作用。加上理气和胃的佛手制作汤膳，使汤品性味平和，属于益气滋阴又能理气健脾之品，适合一家大小食用。尤其适合平素易情绪紧张而胃胀胃痛、反酸嗳气、胃口不佳的人群。

荷叶花雕乳鸽

厨具　蒸锅

厨艺　蒸

分量　3人量

口味　鲜嫩清香

红枣

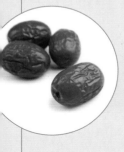

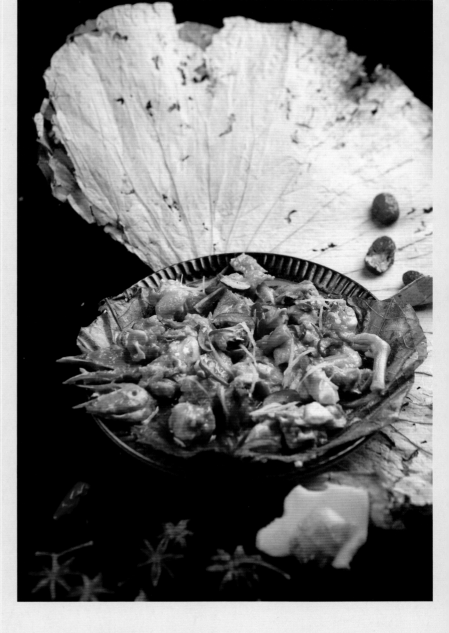

食材

乳鸽2只，鲜荷叶1张，红枣5个，生姜、花雕酒、生抽、花生油、食盐适量。

做法

◎ 鲜荷叶洗净；红枣去核切丝，生姜切丝；乳鸽斩件洗净，加入花雕酒、生抽、花生油、食盐腌制3小时。

◎ 乳鸽放到鲜荷叶上，加入红枣、生姜，用鲜荷叶包好乳鸽，隔水清蒸15分钟即可。

专家点评

　　乳鸽味咸、性平，入肝、肾经，能滋补肝肾、祛风解毒。搭配清热解暑、升发清阳的鲜荷叶，以及能行气血、驱风寒、壮筋骨、强腰脊的花雕酒制成膳食，既能尝乳鸽的鲜嫩，闻荷叶的清香，又能品花雕酒的甘香醇厚。本膳食滋补肝肾、强壮筋骨，又不会过于滋腻，尤其适合中老年人或腰腿疼痛者食用。

小贴士

　　酒精过敏者慎食。

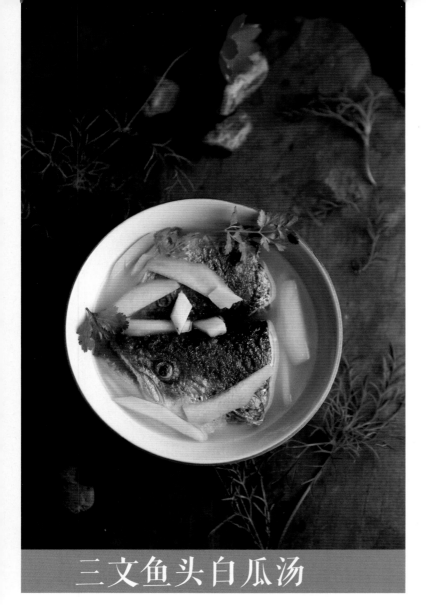

营养丰富的三文鱼头，为宝宝发育提供充足营养。

口味　清甜
分量　3人量
厨艺　煎、煮
厨具　炒锅

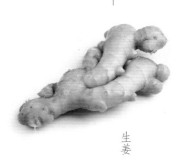

生姜

三文鱼头白瓜汤

食材
三文鱼头1个，白瓜1个，生姜5片，花生油、香菜、食盐适量。

做法
❀ 白瓜洗净切片；三文鱼头对半切开，洗净沥干。
❀ 热油起锅，放入生姜、三文鱼头煎香，再加适量清水，大火烧开转小火煮15分钟至汤变乳白色。
❀ 放入白瓜再煮15分钟，起锅时放入香菜，调味即可。

专家点评
　　三文鱼头中富含的Ω－3脂肪酸，是婴幼儿视网膜及神经系统发育必不可少的物质。搭配含水丰富的白瓜制成汤膳，其营养丰富之余，还能消暑生津，非常适合孕妇和儿童食用。

小贴士
　　鱼头多骨，小心进食，避免刺伤。

消食利水的瘦身靓汤，丰盛大餐的最佳搭配，也适合便秘、口气重的人群。

口味　清香
分量　3人量
厨艺　煲
厨具　汤锅

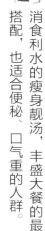

香芹

食利水瘦身汤

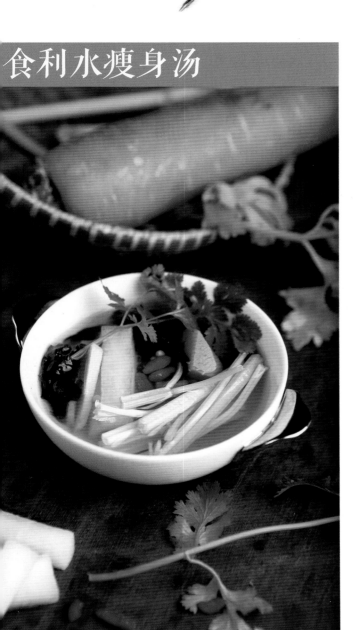

食材

胡萝卜、白萝卜各250克，香芹100克，紫菜5克，生姜3片，香菜、胡椒、食盐适量。

做法

◉ 胡萝卜、白萝卜去皮，香芹去叶，三者切粒；生姜切丝；紫菜浸泡。

◉ 锅内加水煮沸，放入胡萝卜、白萝卜，大火烧开转小火煲30分钟，入香芹、紫菜、生姜、胡椒，再煲5分钟，放入香菜，调味即可。

专家点评

　　白萝卜能消食、下气、化痰，促进消化和胃肠蠕动。搭配能健脾明目的胡萝卜、利水的香芹、富含B族维生素的紫菜及温胃祛寒的生姜和胡椒制作膳食，其营养丰富，十分适合便秘、口气重的人群及素食者食用。

半路蛙声迎步止
一荧松火隔篱明

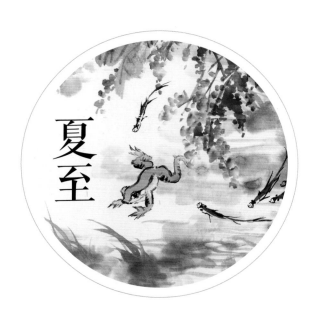

夏至

夏至为夏季的第四个节气，也是万物生长最旺盛的节气。古人认为，万物于此皆假大而极至，时夏将至，故名夏至。夏至当天太阳直射北回归线，是北半球一年中白昼最长的一天。虽然白昼最长，但地面仍在蓄热，故夏至并非代表全年最热之时，更多的是意味着暑热天气即将到来。

代表寓意：炎热的夏天即将来临。

节气开端：每年6月21或22日。

气候特点：气温较高，日照充足。

节气养生：夏至是四季中阳气最盛之时，然而物极必反，阳气升极而降，故夏至意为鼎盛，却有敛藏之势。宜多静心、养心，切忌狂喜、大怒。适当午睡，不能午睡者，餐后可稍作休息，或缓缓散步，以顺应自然敛藏之势。饮食宜以汤、粥、茶、水为主，多用酸甜、清润、生津之品，补充水分之余，也有助于缓解夏天火热燥之不适。

推荐食材：冬瓜、白贝、苋菜、乌梅、菊花、马蹄等。

推荐药膳：乌梅冰糖饮、冬瓜白贝汤、金银蛋上汤苋菜等。

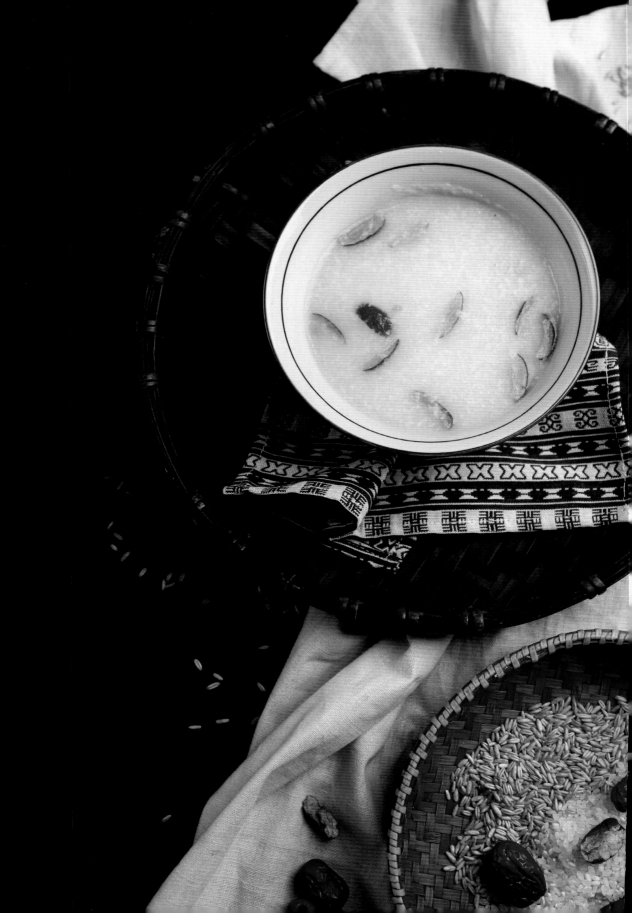

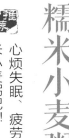

夏至

糯米小麦粥

推荐 心烦失眠、疲劳汗多，来一碗糯米小麦粥吧！

口味　清淡微甜
分量　3人量
厨艺　煮
厨具　砂锅

红枣

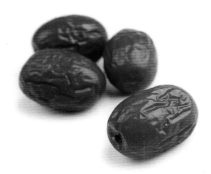

小麦

食材

白糯米150克，小麦100克，红枣4个，食盐或红糖适量。

做法

◉ 红枣去核切丝。
◉ 锅内放入白糯米、小麦，加适量清水煮沸，转小火煮1小时后，放入红枣丝，调味即可。

专家点评

　　糯米味甘、性温，能补中气、健脾胃、止虚汗。搭配养心宁神、除烦敛汗的小麦，益气养血的红枣煮成粥品，其特别适合气阴两虚而见气短心烦、疲乏汗多、容易失眠的人士食用。

小贴士

　　湿热体质者可加薏米30克；若孕妇食用，勿加薏米。

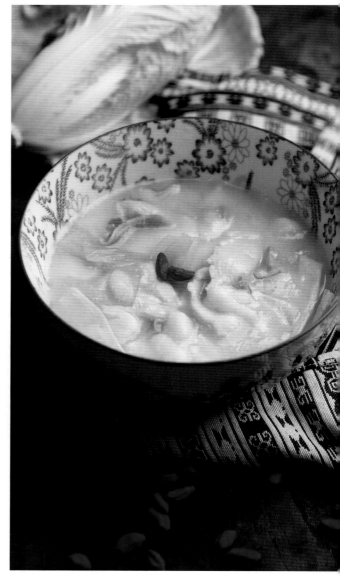

大白菜腐皮煮鲜带子

夏日炎炎不欲食，米汤养胃作汤底，再用鲜甜三食材，消暑开胃乐开怀。

口味　鲜甜
分量　3人量
厨艺　煮
厨具　汤锅

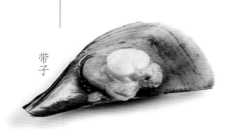

带子

食材

鲜带子6只，腐皮50克，大白菜150克，大米50克，生姜3片，枸杞子、食盐适量。

做法

◉ 大白菜切丝，腐皮切小块，鲜带子对半切开，大米加水煮米汤留用。

◉ 锅内放入米汤，大火烧开，入大白菜丝煮透，再放入腐皮块、生姜、鲜带子、枸杞子，大火煮10分钟，调味即可。

专家点评

　　夏季天气太热让人食欲下降，一碗透着米香的清汤总能让人眼前一亮。大白菜用米汤煮后，质地柔软，口感清甜，能消热除烦、生津止渴。腐皮性平、味甘，能清热润肺、养胃止汗。以带子"吊味"（提鲜），整个膳食鲜甜可口，是老少咸宜的开胃菜式。

小贴士

　　海鲜过敏者，可用猪肉代替带子。

玫瑰花

酸酸甜甜好滋味，夏季周末外出游玩的必备饮品。

口味　酸甜可口
分量　3人量
厨艺　煮
厨具　砂锅

乌梅

食材

乌梅15~30克，陈皮、干玫瑰花、山楂各3~5克，冰糖适量。

乌梅冰糖饮

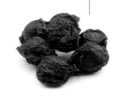

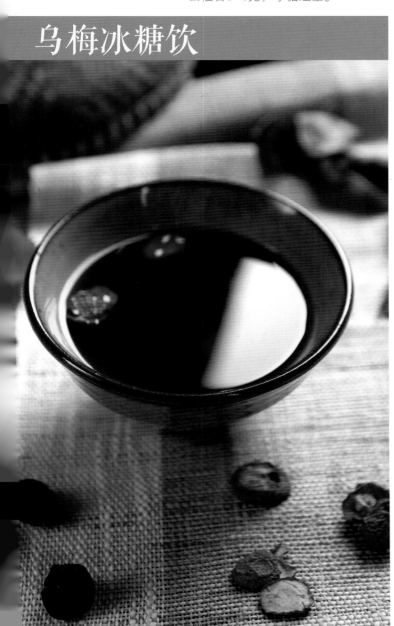

做法

🌀 锅内加水煮沸，放入所有食材，大火烧开转小火煮30分钟，调味即可。

专家点评

乌梅收而不涩，能生津液、消食积。冰糖补益中土，搭配乌梅，能酸甘化阴之余，又能潜降、收敛人体中因夏季所带来的火热燥，且无损伤脾胃之弊。该饮品最适合夏季暑热之时饮用，对于户外工作者、易于上火烦躁者尤为适合。饮食积滞、食欲欠佳、口气臭秽者，可加大陈皮、山楂之量以理气消食；自觉心烦气躁者，可加大玫瑰花之量以疏肝解郁。

小贴士

饮品偏酸，且含有较高的糖分，消化道溃疡及糖尿病患者慎食。

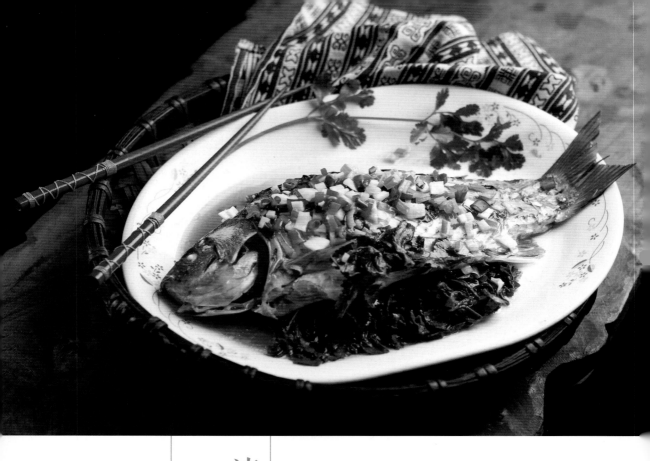

清蒸茶鲫鱼

口味　清香鲜甜

分量　3人量

厨艺　蒸

厨具　蒸锅

茶叶藏鱼腹，茶香溢满屋。
提神清心火，生津止烦渴。

绿茶叶

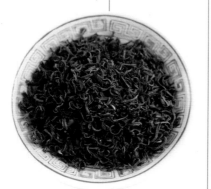

食材

鲫鱼1条（约500克），绿茶叶10克，生姜、葱花、花生油、生抽适量。

做法

❀ 生姜切丝；绿茶叶冷水泡开；鲫鱼宰好洗净。

❀ 鲫鱼置于碟上，鱼肚填入绿茶叶，放上生姜丝，隔水清蒸10分钟。鱼熟后取出绿茶叶，倒掉碟内多余水分，撒上葱花，淋上热油、生抽即可。

专家点评

绿茶叶有提神清心、清热解暑、消食减肥、生津止渴、降火明目等作用。鲫鱼鲜美，纤维细易消化。用绿茶叶蒸鲫鱼，特别适合夏季心火旺、易心烦汗出、口苦口臭的湿热体质人群及长期吸烟喝酒的人士食用。

小贴士

绿茶叶性偏寒，脾胃虚寒以及阳虚体质的人群可少放茶叶，多加生姜。

缤纷开胃小炒

推荐

清爽开胃的夏日小炒，适合三高人士和素食的朋友。

口味　鲜甜
分量　3人量
厨艺　炒
厨具　炒锅

食材

西芹100克，菜椒2个（红、绿菜椒各1个），菠萝半个，马蹄5个，红枣5个，白果10~15粒，食盐、花生油适量。

白果

马蹄

菜椒

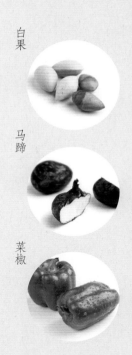

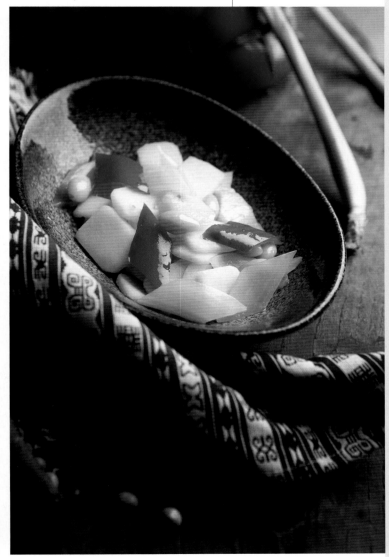

做法

❀ 马蹄去皮切粒，西芹切片，菜椒、菠萝切块，白果焯水去皮，红枣去核切丝。

❀ 热油起锅，把食材放进锅内炒香，熟后调味即可。

专家点评

马蹄能润肺化痰、润肠通便、清热生津。西芹辛香，能清热舒肝，助消化。菜椒口味清甜，能促进食欲。菠萝具有健胃消食、补脾止泻、清胃解渴的功效。白果味甘、性温，能温肺益气、止喘纳气。红枣益气养血。整个小炒，色彩缤纷，清爽可口，不过于油腻，容易消化吸收，是一道老少咸宜的家常菜。尤其适合血压高、血脂高、尿酸高及素食人群食用。

小贴士

生白果内含有毒素，经过高温加热后毒素会被破坏，所以白果需煮熟才能食用。

瓜皮火腿绿映红，清热消暑在其中。

推荐

口味　清爽清新
分量　3人量
厨艺　炒
厨具　炒锅

香菇

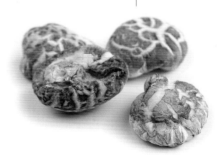

西瓜皮炒火腿

食材

火腿100克，西瓜皮300克，香芹200克，干香菇3~5个，生姜、食盐、花生油适量。

做法

◉ 西瓜皮去外层青皮，切成小长条状；香芹去叶留梗，切段；干香菇泡开，去蒂切丝；火腿、生姜切丝。

◉ 热油起锅，放入火腿爆炒至微微焦黄后，加入其他食材，翻炒至熟，调味即可。

专家点评

　　西瓜皮是常用中药之一，学名为西瓜翠衣，其性凉、味甘，入脾、胃二经，具有清暑解热、止渴生津、利小便的功效。本膳食色彩鲜艳，口感爽脆，味道鲜甜，是夏日消暑的食疗佳品，尤适合热性体质而见口气重、小便黄、舌苔厚腻的人群食用。

小贴士

　　易燥热上火者，可少放或不放生姜；体质虚寒者则生姜加量。

香煎北极虾

做一道养血通乳的香煎北极虾，献给产后奶水不足的她。

口味　鲜香
分量　3人量
厨艺　煎
厨具　煎锅

食材

北极虾2~3个（取个大肉多者），胡椒粉、食盐、花生油适量。

做法

- 北极虾自然解冻，洗净沥干，用食盐腌制15分钟。
- 热油起锅，放入北极虾，小火慢煎，一面熟后，翻转至另一面煎熟，撒上胡椒粉即可。

专家点评

北极虾又称"北极甜虾"，因产自北极附近海域，带有淡淡的鲜甜味而得此名。中医认为虾具有通乳的功效，特别适合产后乳汁少的妇女食用。

小贴士

海鲜过敏及皮肤病患者慎食。

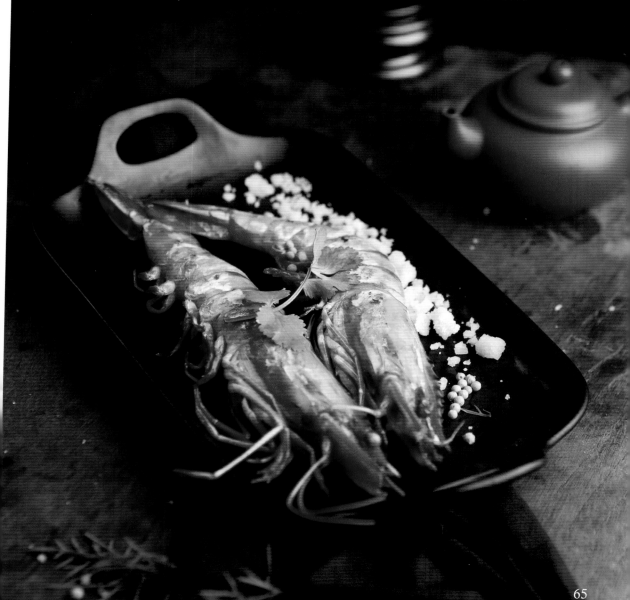

红腰豆

口味　清淡
分量　3人量
厨艺　煲
厨具　汤锅

木棉化湿汤，清暑祛湿良。

木棉化湿汤

干木棉花

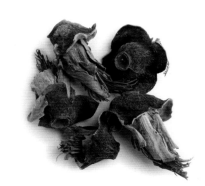

食材
猪脹350克，赤小豆50克，红腰豆50克，干木棉花2朵，陈皮1瓣，生姜3片，食盐适量。

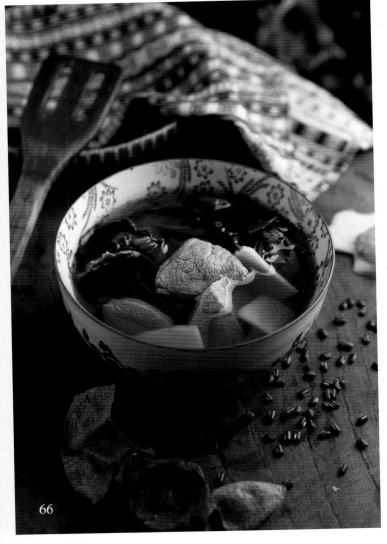

做法
◎ 猪脹切块，洗净焯水。
◎ 锅内加水煮沸，放入所有食材，大火烧开转小火煲1小时，调味即可。

专家点评
　　木棉花别名英雄花，味甘淡，性凉，具有清热利湿的功效。赤小豆性平、味酸甘，能利水除湿、消肿解毒。搭配补血利水的红腰豆、益气健脾的陈皮以及温中和胃的生姜，与猪脹同煮，制成汤膳。其味道甘甜，能清热利湿消肿，特别适合湿热或痰湿体质而见肥胖或水肿的人群食用。

小贴士
　　虚寒体质的人士少食。

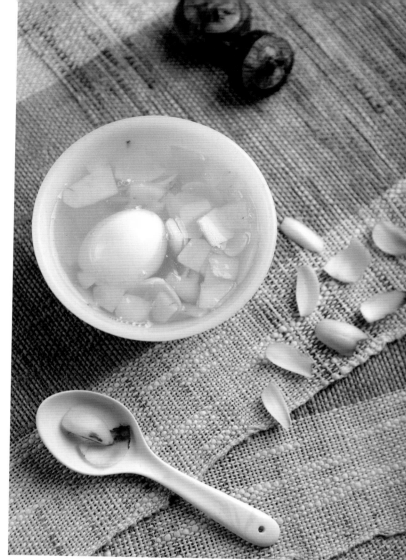

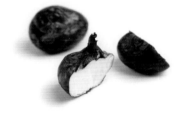

百合马蹄糖水

百合马蹄煮糖水，
清凉滋润一夏季。

口味　清甜

分量　3人量

厨艺　煮

厨具　砂锅

马蹄

食材

鸡蛋1个，鲜百合150克，马蹄10个，桂花蜜适量。

做法

❶ 鲜百合、马蹄洗净，马蹄去皮切粒；鸡蛋煮熟，剥壳备用。

❷ 锅内加水煮沸，放入鲜百合、马蹄粒、鸡蛋，中火煮20分钟，熄火，调入桂花蜜即可。

专家点评

　　百合性微寒，具有清火、润肺、安神的功效。马蹄既可作为水果，又可算作蔬菜，是大众喜爱的时令食品，具有清热生津、利尿通便、消食除胀的功效。搭配滋润香甜的桂花蜜制成甜品，其色香味俱全，口感清爽，适合夏季烦躁失眠、容易上火的人群食用。

小贴士

　　甜品冷藏虽口感更佳，但过于寒凉，建议热食。脾胃虚寒者可加生姜同煮。

芳酥

不易上火的煎炸小吃，
您试过吗？

口味　香口
分量　3人量
厨艺　煎炸
厨具　煎锅

鸡蛋1个，鲜牛蒡250克，食盐、生粉、花生油适量。

做法

⊛ 鸡蛋去黄留蛋清；鲜牛蒡洗净切丝，加入鸡蛋清、食盐腌制10分钟。

⊛ 锅内入花生油烧开，把鲜牛蒡丝沾上生粉，入锅炸熟即可。

牛蒡是药食两用食材，《名医别录》称其"久服轻身耐老"；现代营养学则认为牛蒡能提高人体免疫力，是适合大众保健养生食用的食材。虽然本膳食采用煎炸的烹饪方式，但牛蒡性寒，只要不煎炸过久和食用过多，不易上火。

小贴士

食用前撒上白芝麻味道更香。因本品需油炸，湿热体质及血脂高人群少食。

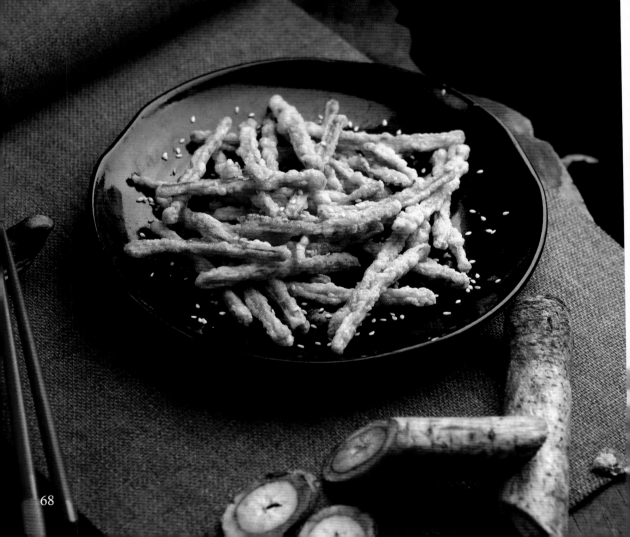

冬瓜白贝汤

暑气不除人烦躁,
酷热难耐渴难消。
冬瓜白贝消暑热,
止渴除烦功效妙。

口味　鲜甜
分量　3人量
厨艺　煲
厨具　汤锅

干瑶柱

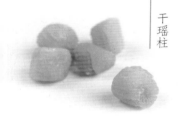

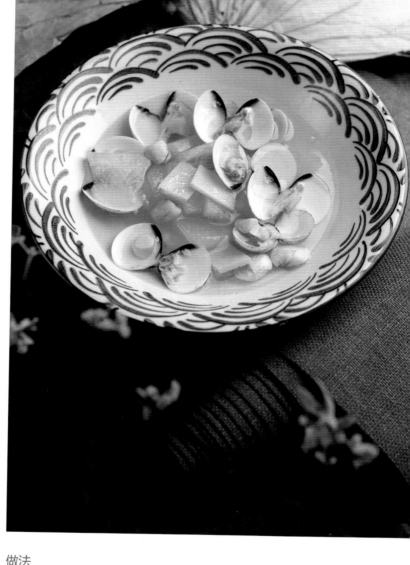

冬瓜

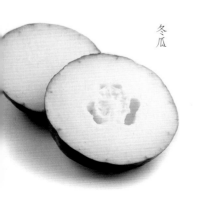

食材

白贝250克,干瑶柱
3~5粒,冬瓜350克,
生姜3片,胡椒粉、
花生油、食盐适量。

做法

- 干瑶柱用温水浸泡15分钟;冬瓜去皮切片,爆炒备用。
- 锅内加水煮沸,放入干瑶柱和生姜,大火烧开转小火煲30分钟,再放入白贝、冬瓜片煲15分钟,用胡椒粉、食盐调味即可。

专家点评

　　冬瓜味甘淡、性微寒,具有清热利水、除烦止渴的功效,是夏季解暑的重要食材。中医认为白贝能清热利尿、去火除湿,搭配生姜能去其腥味。整个膳食鲜香味美,特别适合夏季解暑食用。

小贴士

　　海鲜过敏者慎食。

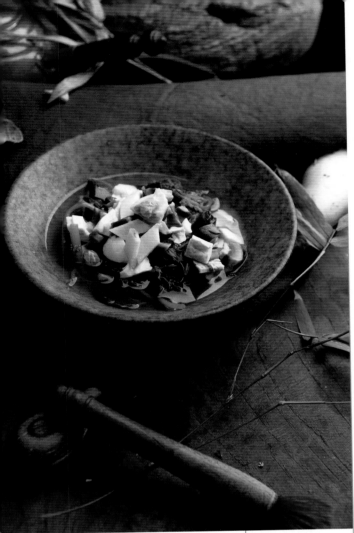

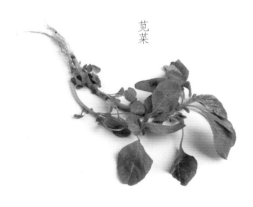

苋菜

食材

咸鸭蛋1个，皮蛋1个，苋菜500克，生姜、食盐、花生油适量。

做法

❁ 苋菜洗净；生姜切丝；咸鸭蛋、皮蛋煮熟，剥壳切粒备用。

❁ 锅内加水煮沸，加入适量花生油、生姜，放入苋菜焯熟，再放入咸蛋粒、皮蛋粒煮1~2分钟，调味即可。

专家点评

苋菜能清利湿热、清肝解毒，搭配降火的咸鸭蛋和清润的皮蛋制成汤膳，能缓解湿热体质的心烦失眠、目赤目痛、咽喉红肿、小便涩痛短赤等症状，也适合大众保健食用。

小贴士

阳虚体质、脾虚便溏、慢性腹泻者少食。

推荐

金银蛋上汤苋菜

夏日炎炎难入眠？
膳食下火梦香甜。

口味　清甜
分量　3人量
厨艺　煮
厨具　汤锅

皮蛋

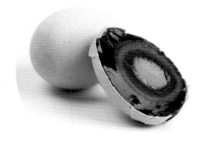

菜脯煎鸡蛋

推荐

家常菜配白粥，周末来清清肠胃吧。

口味　香口
分量　3人量
厨艺　煎
厨具　煎锅

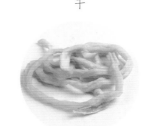

白萝卜干

食材

鸡蛋2~3个，白萝卜干50克，花生油适量。

做法

◉ 鸡蛋打开，搅匀蛋液；白萝卜干洗净切粒。

◉ 热油起锅，放入白萝卜干炒1~2分钟，倒入蛋液，一面煎至七成熟后，翻转，把白萝卜干包住，煎熟即可。

专家点评

　　白萝卜干在潮汕被称为菜脯，色泽金黄，皮嫩肉脆，咸香可口，有消食开胃的作用。搭配营养丰富的鸡蛋制成膳食，美味又能帮助消化吸收，在盛夏时作为白粥的配菜最合适不过。

小贴士

　　白萝卜干因腌制过，盐分较高，高血压病患者少食；感觉菜品味道偏淡者，可烹饪时在蛋液中加适量食盐调味。

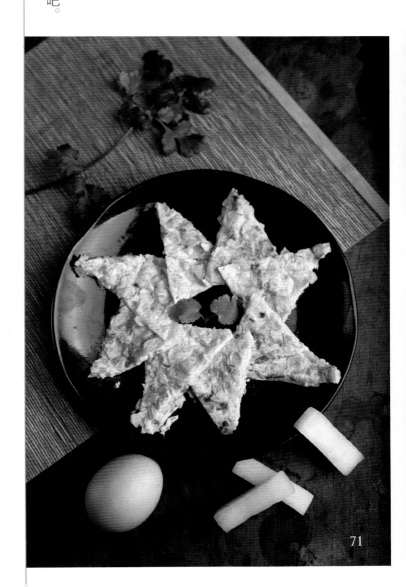

凉拌三丝

一道消暑凉拌菜。

酸、辣、爽，给夏日来

口味　酸爽微辣

分量　3人量

厨艺　凉拌

厨具　炒锅

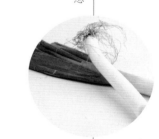

大葱

食材

鸡柳150克，支竹100克，大葱1段，白芝麻少许，麻油、辣椒油、陈醋、食盐适量。

做法

- ❀ 大葱切丝；鸡柳焯熟，撕成细丝；支竹泡发，切丝焯熟后，放凉开水中过冷，沥干备用。
- ❀ 把大葱、支竹、鸡柳丝混合，淋上热麻油、辣椒油，加适量陈醋、食盐混匀，撒上芝麻即可。

专家点评

　　支竹是健康的大豆制品，营养价值高。搭配能发汗解表、通阳、利尿的大葱，加上鸡柳及各种调料，以凉拌的形式烹饪，制成了一道兼具酸、辣、爽的膳食。适合夏季胃口不好时食用。

小贴士

　　喜芥末味道者，可用芥末、生抽替代辣椒油。

甘蔗菊花饮

菊香醒精神，蔗甜润口津，
传统消暑饮，自然受欢迎。

口味　清甜
分量　3人量
厨艺　煮
厨具　汤锅

食材

甘蔗500克，山楂30克，菊花10克，马蹄5个。

做法

◎ 马蹄去皮，甘蔗斩条，菊花温水浸泡。

◎ 锅内加水煮沸，放入甘蔗、山楂及马蹄，煮30分钟，熄火去渣，放入菊花焗5分钟即可。

专家点评

　　甘蔗有解热止渴、生津润燥、利尿滋阴的功效，而且富含糖分，能为机体迅速补充足够的能量，有消除疲劳的作用。搭配具有健脾开胃、消食化滞的山楂，润肺化痰、清热生津的马蹄，以及疏散风热、清肝明目的菊花制成饮品，尤其适合夏季出汗较多、口干口渴、胃口不好的人群饮用。

小贴士

脾胃虚寒及糖尿病人群少食。

竹深樹密蟲鳴處
時有微涼不是風

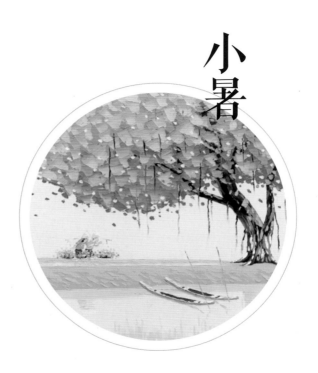

小暑

小暑为夏季的第五个节气。古人认为，斯时天气已热，尚未达于极点，故名小暑。暑，炎热也，小暑意味着已进入炎热的时节，但未到最热之时。

代表寓意：气候开始炎热。

节气开端：每年7月7日前后。

气候特点：高温潮湿。

节气养生：小暑骄阳普照，地热蒸腾，养生当以防暑避暑为主。既要避免烈日下剧烈运动而伤津耗气（中医称之为阳暑）；也要避免整日处于空调环境下或汗出后直接吹空调，受到风寒湿等邪气的侵害（中医称之为阴暑）。精神上要以静为主，遇事不可过激。饮食宜当摄取性味甘凉、清热祛暑之品，辅以健脾之物固护脾胃。脾胃健旺，则夏季长安。

推荐食材：罗汉果、冬瓜、南瓜、荔枝、玉米、莲子、小米等。

推荐药膳：玉米菜心肉碎粥、冬瓜盅、南瓜酿荔枝等。

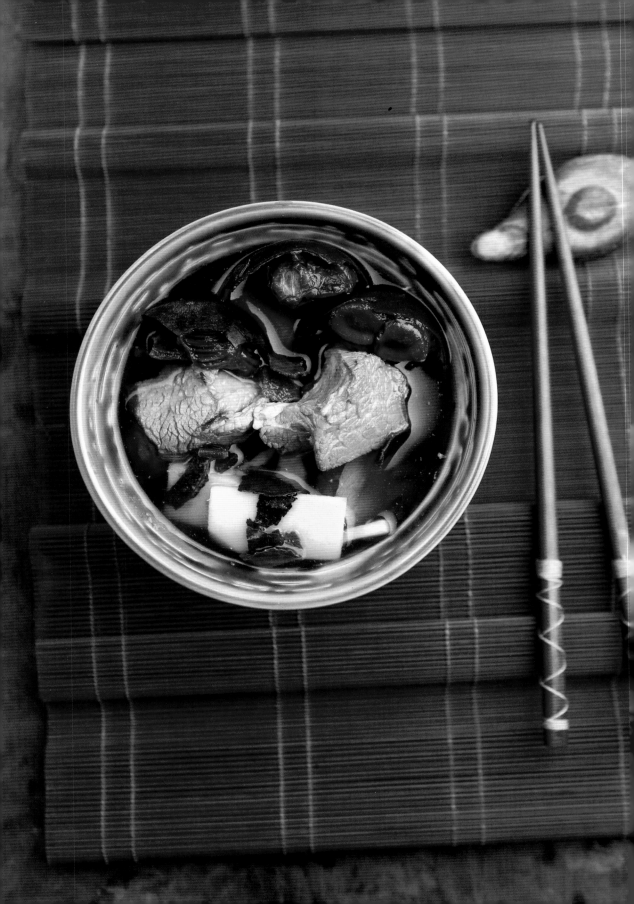

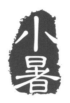

小暑

罗汉果枇杷叶煲猪脹

久咳不愈痰黄绸，利咽化痰治咳嗽，
清甜回甘如玉露，夏日炎炎好享受。

口味　清甜
分量　3人量
厨艺　煲
厨具　汤锅

罗汉果

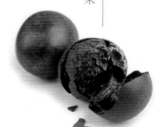

炙枇杷叶

食材

猪脹250克，炙枇杷叶20克，罗汉果1/4个，生姜3片，食盐适量。

做法

❀ 猪脹切块，洗净焯水。

❀ 锅内加水煮沸，放入所有食材，大火烧开转小火煲1小时，调味即可。

专家点评

　　罗汉果味甘、性凉，能清肺利咽、化痰止咳、润肠通便；虽甜味浓郁，但少食对血糖影响不大。炙过的枇杷叶能降气清肺止咳，且苦味大为减轻。本汤膳甘甜可口，特别适合肺热咳嗽、肺虚久咳的人士饮用。

小贴士

　　脾胃虚寒或风寒感冒的人群不宜食用。

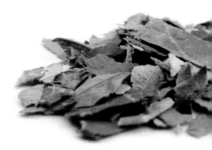

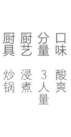
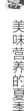

美味营养的夏季开胃菜。

口味　酸爽
分量　3人量
厨艺　浸煮
厨具　炒锅

鳕鱼

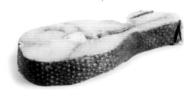

酸汤浸鳕<u>鱼</u>

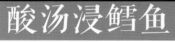

食材
鳕鱼400克，酸菜100克，番茄2个，生姜、胡椒粉、食盐、花生油适量。

做法
◉ 食材洗净。酸菜切碎，番茄、鳕鱼切块，生姜切丝。
◉ 热油起锅，放入酸菜碎、番茄块及生姜丝爆香，加适量清水和胡椒粉，大火烧开转小火煮30分钟熬成酸汤，入鳕鱼块小火浸熟，调味即可。

专家点评
　　酸菜美味爽口，富含膳食纤维和微量元素。搭配骨刺少、肉质细腻、易消化的鳕鱼制成酸汤，其香滑酸爽，是夏日的一道美味醒胃的菜式。

小贴士
　　酸菜含盐量高，高血压病人群少食。喜辣者，可加2~3个酸辣椒同煮；鱼骨煎香后一同熬汤，酸汤更加香浓。

番茄

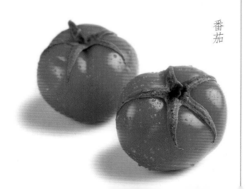

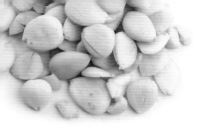

南杏仁

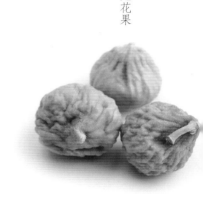

无花果

无花果南杏煲瘦肉

久汗伤津耗气，来一碗益气生津的靓汤吧。

口味　鲜甜
分量　3人量
厨艺　煲
厨具　汤锅

食材

猪瘦肉250克，无花果3~5个，南杏仁15克，枸杞子、食盐适量。

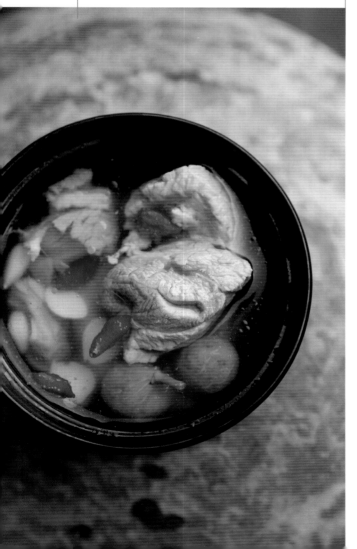

做法

◉ 猪瘦肉切块，洗净焯水。

◉ 锅内加水煮沸，放入所有食材，大火烧开转小火煲1小时，调味即可。

专家点评

　　无花果成熟后质地软烂，甘甜无核，是煲汤的上好食材。其富含的膳食纤维不能溶于汤中，所以连无花果一同吃掉，才能吸收其中的精髓。搭配味道微甜、能润肺止咳滑肠的南杏仁制成汤膳，其清甜可口，特别适合暑热久晒，汗出过多后出现"口渴饮水不能解、烦热空调不能除、大便干结不能出"症状的人群食用。

小贴士

　　脾胃虚弱而易大便溏烂者少食。

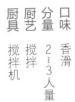

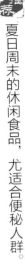
夏日周末的休闲食品，尤适合便秘人群。

口味　香滑
分量　2~3人量
厨艺　搅拌
厨具　搅拌机

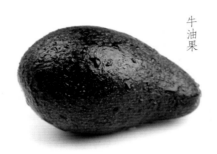
牛油果

牛油果酸奶昔

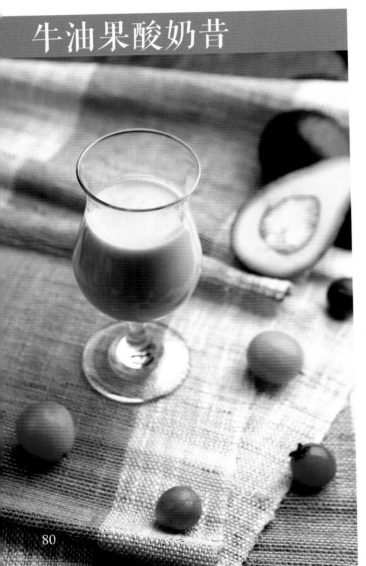

食材
牛油果2个，酸奶500~750毫升。

做法
◉ 用勺子挖出牛油果的果肉，连同酸奶一起放进搅拌机中，打匀即可。

专家点评
　　牛油果富含钾、膳食纤维和不饱和脂肪酸，有益健康。酸奶性平、味酸甘，能生津止渴、补虚开胃。两者相配，美味健康，是夏日周末的悠闲小吃。

小贴士
　　脾胃虚寒者少食。

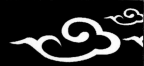

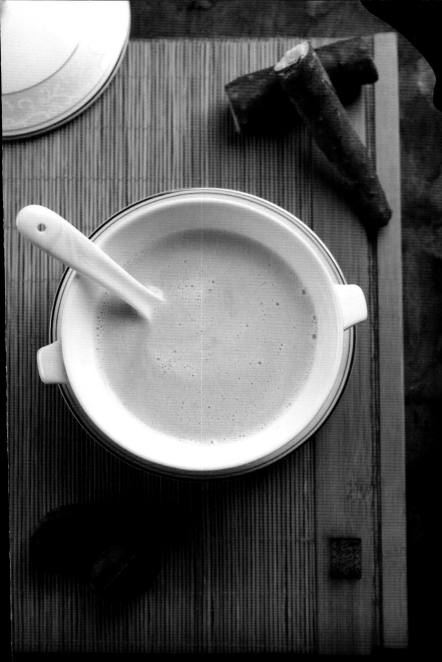

板栗莲子山药糊

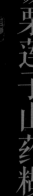

板栗莲子加淮山，健脾养胃睡眠安。

口味	鲜甜香滑
分量	3人量
厨艺	蒸、搅拌
厨具	蒸锅、搅拌机

食材

板栗250克，鲜莲子100克，鲜淮山150克，红糖适量。

做法

❀ 鲜淮山去皮切块，鲜莲子去芯。

❀ 锅内加水煮沸，放入鲜淮山煮半小时；板栗、鲜莲子隔水蒸20分钟。

❀ 把所有食材放进搅拌机中，加温开水打成糊状，倒出，调入适量红糖，即可食用。

专家点评

板栗富含碳水化合物，而且脂肪低，是非常健康的坚果类食物，适合作为主食食用。鲜莲子性平、味甘涩，具有补脾止泻、益肾固精、养心安神的功效。鲜淮山又名山药，味甘、性平，能补脾益肾。三者搭配，特别适合脾胃气虚、失眠的人群食用。

小贴士

具有湿热症状如腹部胀满、大便黏滞者少食。

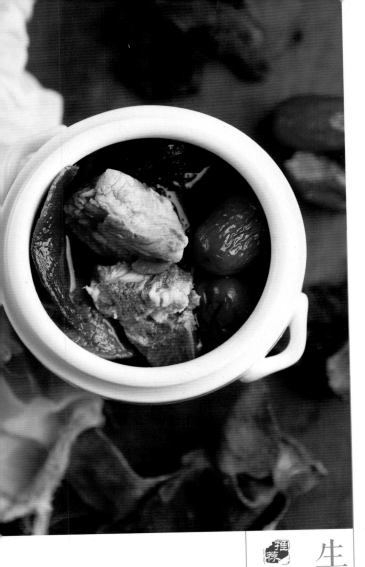

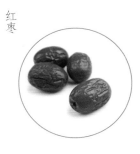

熟地黄

红枣

生地黄

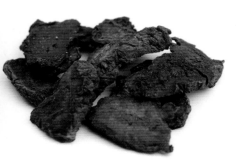

推荐

生熟地炖脊骨

生地清凉熟滋补，合而用之功效添，
若加陈皮理脾气，夏日清补建奇功。

口味　甘甜

分量　3人量

厨艺　炖

厨具　炖盅

食材

猪脊骨200克，生地黄10克，熟地黄20克，
红枣3个，陈皮1瓣，枸杞子、食盐适量。

做法

◎ 猪脊骨斩件，洗净焯水。

◎ 将所有食材放入炖盅内，加适量温开水，
隔水清炖1.5小时，调味即可。

专家点评

　　生地黄有清热凉血、养阴生津的功
效。熟地黄为生地黄经九蒸九晒加工后
的制品，能滋阴补血、益精填髓。搭配
行气理气的陈皮，益气养血的红枣制成
汤膳，其补而不腻、甘甜清香，特别适
合阴虚火旺而见头晕心悸、潮热盗汗、
心烦失眠的人群食用。

小贴士

　　脾胃虚弱而见纳差、泄泻、多痰者
可加生姜同炖。

橙汁泡玉脆

夏季的美味餐前小吃，
尤适合易上火人群。

口味　酸甜爽口
分量　3人量
厨艺　浸泡
厨具　大碗

西瓜皮

食材

西瓜皮半个，橙汁2杯，食盐、砂糖适量。

做法

❀ 西瓜皮去外层的青皮，切条，用少许食盐、砂糖腌制20分钟。

❀ 西瓜皮用凉开水冲洗，再放入橙汁中浸泡2小时，即可食用。

专家点评

　　西瓜皮有清暑除烦、解渴利尿的功效，经过腌制及橙汁浸泡后，清爽酸甜，儿童非常喜欢。本膳食即可在炎热的夏天作为餐前小吃，也十分适合易上火、常进食肥甘厚腻之品的人群食用。

小贴士

　　虚寒体质人群少食。

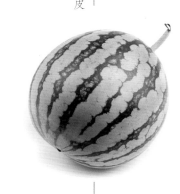

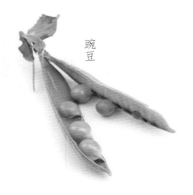

豌豆

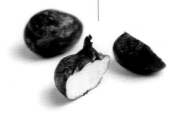

马蹄

鲜爽玉米冬瓜羹

清爽开胃的家常菜式，尤适合肥胖人群和素食者。

口味	鲜甜
分量	3人量
厨艺	煮
厨具	汤锅

食材

鸡蛋1个，冬瓜100克，豌豆100克，鲜玉米2根，马蹄10个，胡萝卜半个，食盐适量。

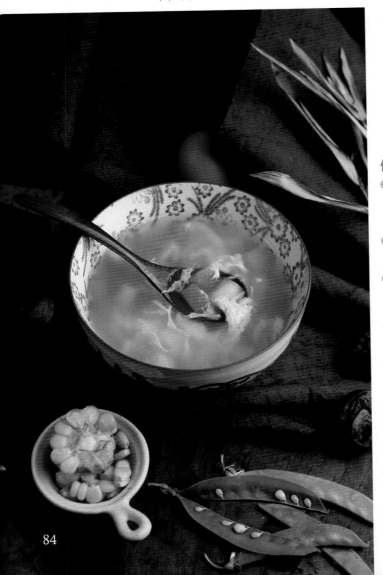

做法

- 胡萝卜、冬瓜、马蹄去皮切粒；豌豆去豆荚留豆子；玉米的须、籽、芯分开，备用。
- 锅内加水煮沸，放入玉米须与玉米芯，大火煮20分钟，去渣。
- 放入剩余食材煮10分钟，熄火，打入鸡蛋搅匀，调味即可。

专家点评

　　玉米属于低热量、低碳水化合物的食物，是减肥人士替代主食的选择之一。搭配饱腹感很强的豌豆，健胃通便的胡萝卜，以及能清热利湿、减肥降脂的冬瓜制成膳食，其口感清爽且热量少，在补充营养的同时，也避免过多热量的摄入，达到降脂、减肥的效果，十分适合湿热或痰湿体质的肥胖人群食用。

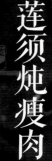

莲须炖瘦肉

清润不寒凉，固肾又强精。

口味　清香
分量　3人量
厨艺　炖
厨具　炖盅

食材

猪瘦肉250克，莲须15克，蜜枣2个，生姜2~3片，食盐适量。

做法

❶ 猪瘦肉切块，洗净焯水。

❷ 把所有食材放入炖盅内，加适量温开水，隔水清炖1小时，调味即可。

专家点评

　　莲须为莲花的花蕊，带有荷花的清香，入心肾，甘温而涩，具有清心通肾、益血固精、乌须黑发的功效。搭配猪瘦肉及蜜枣炖汤，其味道清甜可口，特别适合肾精不固而见男子梦遗滑精，女子月经、带下过多等情况食用，对于失眠人群亦是良好的选择。

小贴士

　　大便溏烂、滑精、白带量多者，可加鲜莲子（去芯）一同炖汤。

口味　香滑
分量　3人量
厨艺　煮
厨具　砂锅

玉米菜心肉碎粥

食材

猪瘦肉150克，玉米粒100克，菜心100克，小米150克，生姜3片，食盐、花生油、生粉适量。

做法

❀ 生姜切丝，菜心、猪瘦肉切粒。猪瘦肉用适量生粉、花生油、食盐腌制。

❀ 锅内放入小米，加适量清水煮沸，转小火煮30分钟熬至粥。再放入剩余食材煮5分钟，调味即可。

专家点评

　　小米养护脾胃、补中益气。生姜温中和胃、助消化吸收。玉米粒和菜心富含膳食纤维，有助肠道健康。上述食材一起煮成粥品，具有健脾益气的功效，对脾胃虚弱的人群尤为适合。

小贴士

　　粥品易于吸收，能迅速提高血糖，故糖尿病者少食。素食者可去猪瘦肉烹饪。

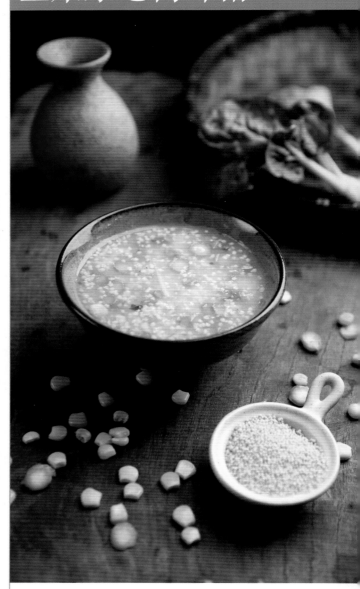

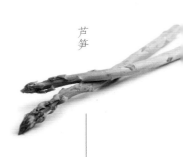

芦笋

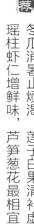

冬瓜消暑止烦渴，莲子白果清补虚，瑶柱虾仁增鲜味，芦笋葱花最相宜。

口味　鲜甜
分量　3人量
厨艺　炖
厨具　蒸锅

食材

猪瘦肉50克，虾仁50克，瑶柱2粒，火腿少许，小冬瓜1个，芦笋50克，莲子6粒，白果5粒，葱花、胡椒粉、食盐适量。

白果

冬瓜盅

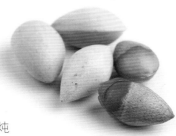

做法

◎ 猪瘦肉、火腿、芦笋切粒；虾仁、瑶柱、莲子泡发；白果焯水去皮；小冬瓜开盖，去囊、籽。

◎ 除葱花外，其余食材放进小冬瓜内，加适量清水，合上冬瓜盖，隔水清炖1小时。熄火撒上葱花，调味即可。

专家点评

冬瓜性凉、味甘淡，具有清热消暑、除烦止渴的功效。搭配润肺镇咳、清热利尿的芦笋，补脾止泻益肾的莲子和温肺益气、止喘纳气的白果，再以虾仁、火腿、瑶柱提鲜，制成汤膳，消补兼施，是一道美味又营养的解暑佳品。特别适合夏季肺热咳嗽痰多、心烦失眠的人士食用；大众亦适宜。

小贴士

脾胃虚寒者可加生姜同炖。

办冬瓜蒸五花肉

五花肉遇上紫苏，好吃不肥腻。

口味　鲜香

分量　3人量

厨艺　蒸

厨具　蒸锅、炒锅

五花肉150克，冬瓜250克，鲜紫苏叶5片，生姜、花生油、食盐、生抽、红辣椒适量。

做法

※ 鲜紫苏叶切丝，生姜剁蓉，冬瓜、五花肉切片。五花肉用食盐、生抽腌制10分钟。

※ 冬瓜铺于碟上，再放上五花肉、鲜紫苏叶、红辣椒，隔水清蒸20分钟。

※ 热油起锅，爆香生姜蓉，淋在蒸好的五花肉上，即可食用。

五花肉能补肾养血、滋阴润燥，搭配清热利水、除烦止渴的冬瓜制成膳食，正好适宜夏季食用。加上少量鲜紫苏叶和生姜，芳香醒脾之余，也调和了冬瓜的寒性。该膳食是夏天开胃解暑的美味佳品。

小贴士

痰湿体质、肥胖、血脂高人群少食。

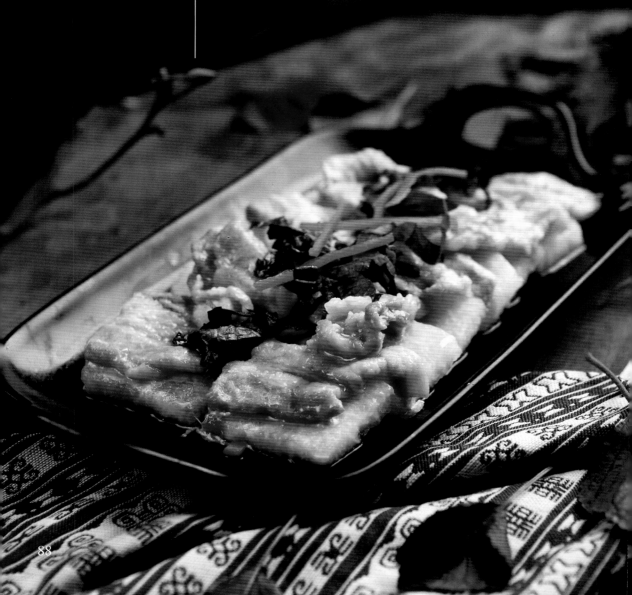

南瓜
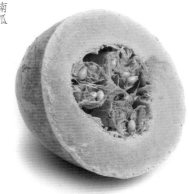

南瓜酿荔枝

推荐

吃荔枝不上火的做法，你试过吗？

口味 鲜甜
分量 3人量
厨艺 蒸
厨具 蒸锅

食材

鲜荔枝15个，南瓜100克，食盐适量。

做法

- 鲜荔枝去壳、核；南瓜去皮切粒，用食盐腌制10分钟。
- 将南瓜放入鲜荔枝中，隔水蒸10分钟即可。

专家点评

荔枝性温，具有补脾益肝、补心安神的功效。搭配清爽可口的南瓜制成膳食，其味美引人垂涎欲滴，还不易上火，可作为饭前饭后的特色小吃食用。

小贴士

湿热体质人群少食。

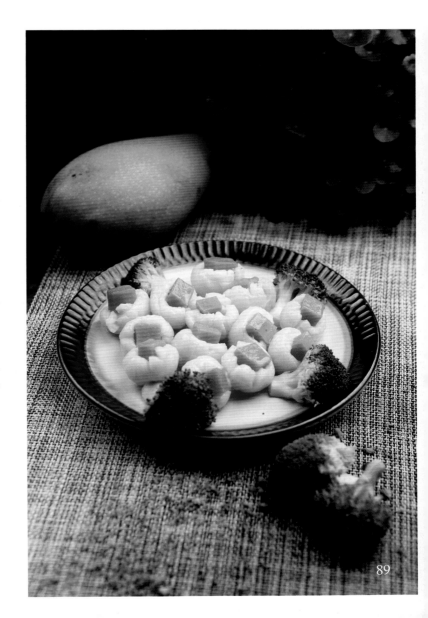

陈皮

厨具	厨艺	分量	口味
炖盅	炖	3人量	鲜甜

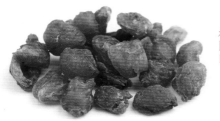

桂圆肉

推荐 若想荔枝不上火，荔枝小核莫错过，
搭配桂圆和鸡肉，理气散结功效多。

荔枝桂圆炖鸡

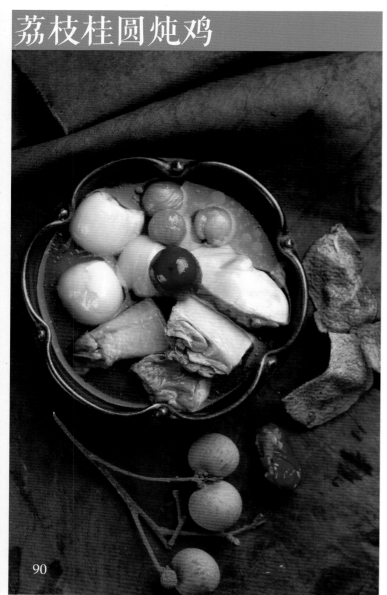

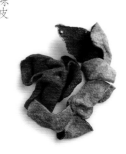

食材

鸡半只（约750克），鲜荔枝12个，桂圆肉15克，陈皮1瓣，生姜3片，食盐、红枣适量。

做法

❀ 鸡斩件洗净；鲜荔枝去壳、核，留肉及3个荔枝核备用。

❀ 把所有食材及3个荔枝核放入炖盅内，加适量温开水，隔水清炖1小时，调味即可。

专家点评

　　荔枝其肉能补脾益肝、补心安神；其核则能理气散结降火。搭配益气养血的桂圆肉，理气健脾的陈皮，温中和胃的生姜和温补的鸡肉制成汤膳，其温而不燥，补而不腻，是老少咸宜的家常菜品。

小贴士

　　湿热体质人群少食。

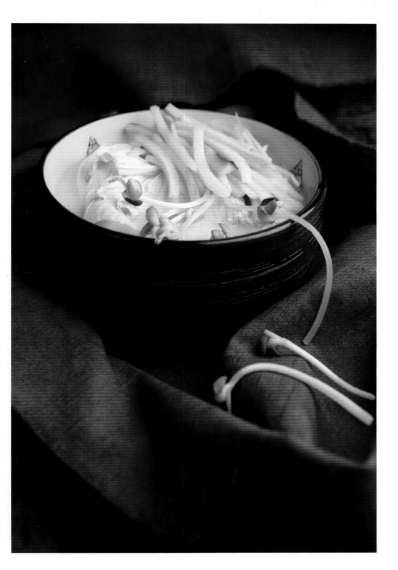

豆三鲜

 小小豆子真多变，
清热利湿豆三鲜。

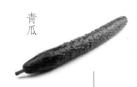
青瓜

厨具	厨艺	分量	口味
砂锅	煮	3人量	鲜甜

食材
绿豆芽100克，青瓜100克，支竹50克，豆浆750毫升，食盐适量。

做法
◎ 支竹温水泡软，青瓜切丝。
◎ 锅内放入豆浆煮沸，放入所有食材，中火煮熟，调味即可。

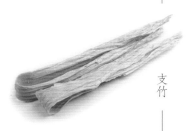
支竹

专家点评
　　大豆制品是极佳的优质蛋白来源。搭配清热利尿的绿豆芽和清热生津的青瓜制成膳食，不仅营养丰富，且能消暑利湿，特别适合夏季保健食用。

小贴士
　　脾胃虚寒者可加生姜；痛风发作期的人士少食；想吃肉者，可加猪瘦肉同煮。

土潤何妨兼伏暑
火流行看放清秋

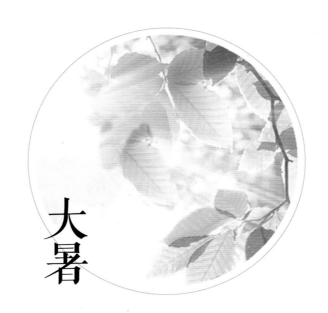

大暑

大暑为夏季的第六个节气。古人认为，斯时天气甚烈于小暑，故名大暑。大暑之时已进入三伏天，气温也达到了全年的最高峰。

代表寓意：一年中最热的时候。

节气开端：每年7月23日前后。

气候特点：高温酷热，台风多发。

节气养生：大暑为全年最热之时，若能细心调养，养护阳气，则可增强体质，实现冬病夏治。注意防暑降温，避免烈日暴晒，运动时间以早晚凉快之时为宜。劳逸结合，睡眠充足；平心静气，避免大怒。饮食以甘凉、水分多者为佳，以补体内所失之水分。虽说"热在三伏"，但若不伤阳气、不损津液，则能顺应"春夏养阳"而健康平安。

推荐食材：黄皮、冬瓜、红豆、绿豆、莲子、薏米等。

推荐药膳：黄皮清鸡汤、冬瓜淡菜眉豆煲鸡脚、六子健脾祛湿粥等。

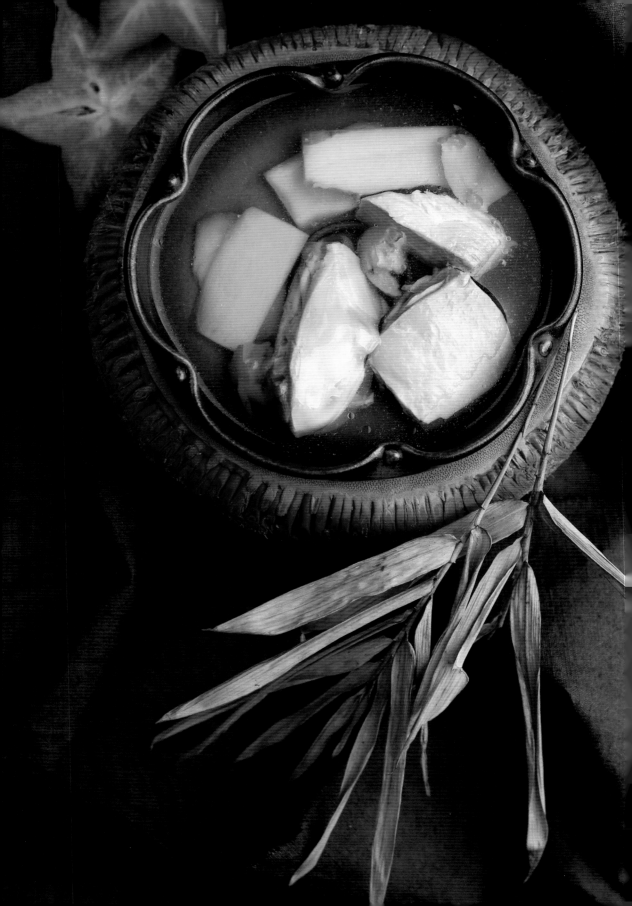

黄皮清鸡汤

推荐 酸甜开胃的时令菜式，不可错过。

口味　酸甜可口
分量　3人量
厨艺　煲
厨具　汤锅

生姜

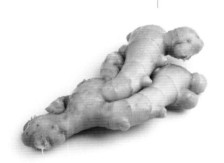

食材

鸡半只（约750克），生姜3片，黄皮12~15颗，砂糖、食盐适量。

做法

- 鸡斩件洗净；黄皮去皮、核，留果肉备用。
- 锅内加水煮沸，放入鸡和生姜，大火烧开转小火煲30~40分钟，撇去汤油，加入黄皮煲2分钟，食盐调味即可（偏酸可加适量砂糖）。

专家点评

俗话说"饥食荔枝，饱食黄皮"，黄皮具有消食、理气健脾、解暑热、生津液的功效。搭配鸡肉煲汤，其入口甜中带酸、甘甜清爽，瞬感津液顿生、满口清香。该汤膳特别适合夏季感受暑热而胃口欠佳、食积不化、胸膈满痛、口干欲饮的人群食用。

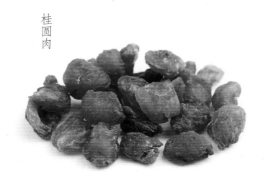

桂圆肉

红枣

荔红养颜茶

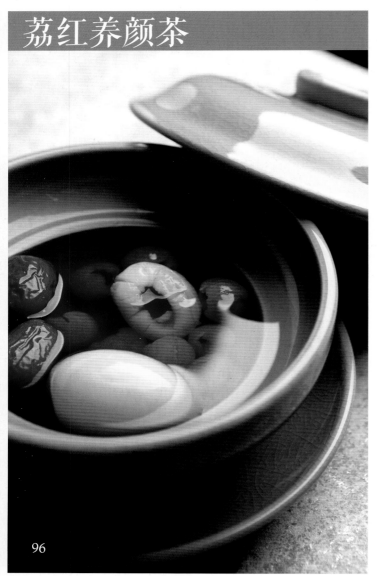

食材

鸡蛋3个，红枣3个，鲜荔枝8~12个，桂圆肉8~10粒。

做法

❀ 红枣去核；鲜荔枝去壳、核，留果肉；鸡蛋煮熟，剥壳备用。

❀ 锅内加水煮沸，放入鲜荔枝、桂圆肉、红枣，小火煮20分钟，再放入鸡蛋，煮5分钟即可。

专家点评

桂圆肉性温，具有补心脾、益气血的功效。搭配益气养血的红枣、滋阴润燥养血的鸡蛋、补血安神的鲜荔枝共煮成茶，其能补五脏虚损，特别适合于心脾血虚而见双眼干涩、头晕失眠等症状的人群，以及月经色淡量少的女性食用。

小贴士

实热体质人群少食。

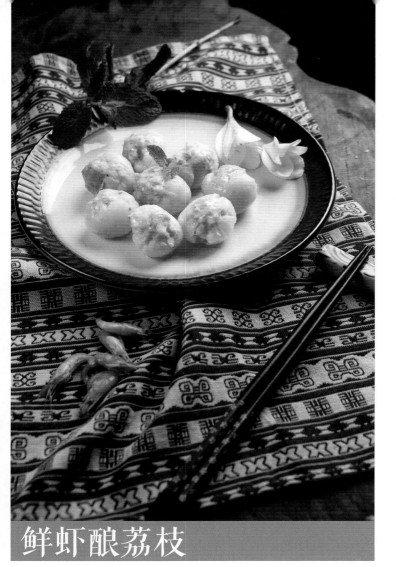

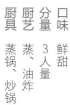

两种鲜味搭配，给味蕾不一样的享受！

口味　鲜甜
分量　3人量
厨艺　蒸、油炸
厨具　蒸锅、炒锅

陈皮

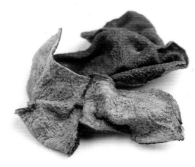

鲜虾酿荔枝

食材

鲜虾肉100克，猪瘦肉50克，鸡蛋1个，鲜荔枝15个，陈皮（磨粉）、生粉、花生油、麻油适量。

做法

◎ 鲜荔枝去壳、核，留果肉；猪瘦肉切粒；鸡蛋打开，去黄留蛋清；鲜虾肉洗净，吸干水分，用刀背把虾肉剁成虾胶备用。

◎ 把猪瘦肉粒、虾胶、陈皮粉、鸡蛋清及少许麻油混匀后，放入鲜荔枝肉中，隔水蒸熟即可。也可沾上适量生粉，放入热油中炸熟。

专家点评

荔枝能补脾益肝、理气补血，搭配鲜虾、猪瘦肉制成膳食，其口味丰富，层次分明，极大地丰富了膳食的多样性，符合人体健康的需求。

小贴士

海鲜过敏者、湿热体质人群慎食；若本品用油炸的方式烹饪，高血脂人群少食。

石斛养阴汤

 滋阴生津除烦渴，炎炎夏日的一道靓汤。

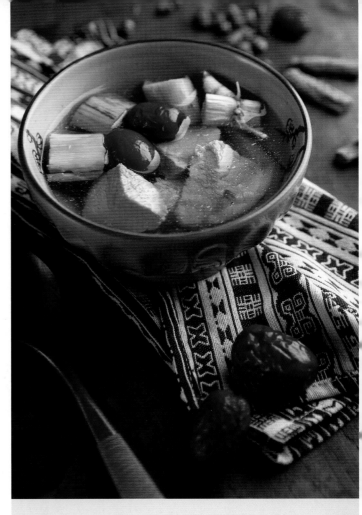

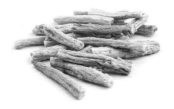

沙参	厨具	厨艺	分量	口味
	汤锅	煲	3人量	清甜

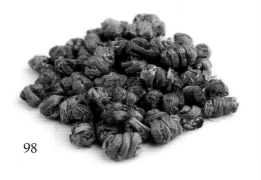

石斛

食材
猪瘦肉300克，石斛20克，沙参15克，鲜芦根50克，红枣2个，食盐适量。

做法
◎ 猪瘦肉切块，洗净焯水。
◎ 锅内加水煮沸，放入所有食材，大火烧开转小火煲1小时，调味即可。

专家点评
　　沙参味甘、性凉，能清热养阴、润肺止咳。搭配清热生津的鲜芦根及益胃生津的石斛，制成汤膳，特别适合高温环境下汗出过多，以及阴虚火旺体质的人群食用。

小贴士
　　风寒外感、脾胃虚寒的人士慎食。

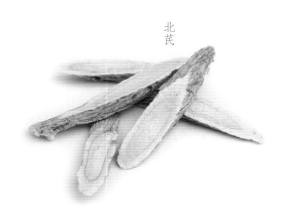

北芪

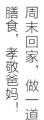

白果参芪煲排骨

推荐

周末回家，做一道健脾益气的膳食，孝敬爸妈！

口味　鲜甜
分量　3人量
厨艺　煲
厨具　汤锅

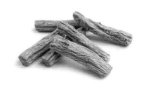

党参

食材

排骨300克，白果10~15粒，党参25克，北芪25克，食盐适量。

做法

❀ 排骨斩段，洗净焯水。

❀ 锅内加水煮沸，放入所有食材，大火烧开转小火煲1小时，调味即可。

专家点评

《本草纲目》中记载白果能"入肺经、益脾气、定喘咳、缩小便"。搭配补气健脾的党参、补中益气的北芪一起煲汤，能抗氧化、抗衰老、保护心脑血管和增强免疫力。该汤膳特别适合体质虚弱的老年人和心血管疾病高危人群食用。

小贴士

易上火的人群可用玉竹替换北芪。

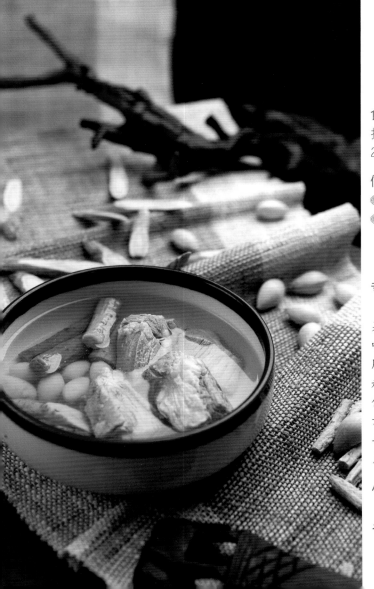

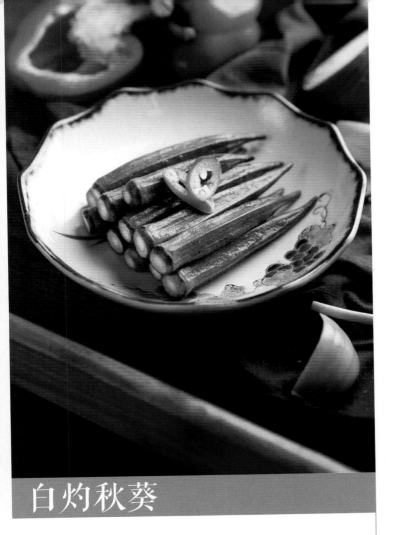

白灼秋葵

白灼秋葵，健康滋味。尤适合三高人士。

口味	清爽微辣
分量	3人量
厨艺	白灼
厨具	砂锅

生姜

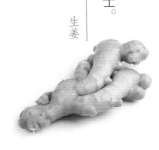

食材

秋葵250克，生姜3片，芥末、生抽、麻油适量。

做法

- 锅内加水煮沸，放入秋葵、生姜煮熟，捞出，放入凉开水中过冷。
- 把秋葵取出沥干，上碟淋入麻油，沾生抽食用（喜辛辣者，可加芥末同食）。

秋葵

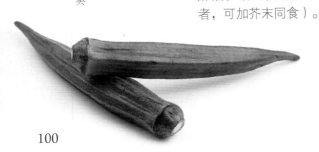

专家点评

据《中华本草》的记载，秋葵性寒，具有利咽、通淋、下乳、调经的功效。以白灼的方法来烹饪秋葵，不仅保留了秋葵最原汁原味的味道，而且低油、低盐，适合大众食用。

小贴士

秋葵偏于寒凉，脾胃虚寒而经常腹泻的人士少食。

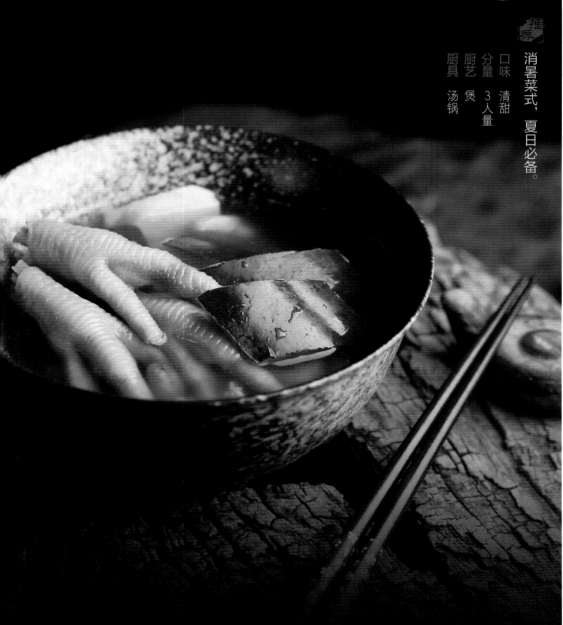

消暑菜式，夏日必备。

口味　清甜
分量　3人量
厨艺　煲
厨具　汤锅

食材

鸡爪8~12个，淡菜10只，带皮冬瓜300克，眉豆50克，花生50克，陈皮1瓣，生姜3~5片，食盐适量。

做法

◎ 鸡爪洗净焯水，带皮冬瓜切大块，淡菜、眉豆及花生浸泡备用。

◎ 锅内加水煮沸，放入所有食材，大火烧开转小火煲1.5小时，调味即可。

专家点评

　　冬瓜清热利水、除烦止渴，淡菜补肝肾、益精血、祛虚火，眉豆健脾益肾，花生补血养心，陈皮理气化痰，生姜温中和胃。各物共成此汤，味道甘淡清甜，温凉适中，消中带补，适合大众消暑化湿食用。

小贴士

　　暑热太盛可加绿豆30~50克同煮。

滋阴降火、润肺止咳，老慢支及易上火人士的福音。

口味　清甜

分量　3人量

厨艺　煲

厨具　汤锅

石斛

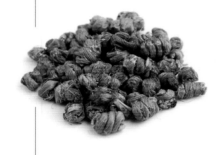

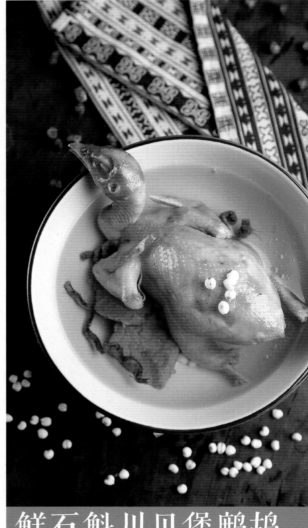

鲜石斛川贝煲鹧鸪

食材

鹧鸪1只，猪瘦肉100克，石斛20克，川贝5克，生姜、食盐适量。

做法

⊛ 鹧鸪、猪瘦肉洗净，焯水备用；石斛、川贝洗净备用。

⊛ 锅内加水煮沸，放入所有食材，大火烧开转小火煲1.5小时，调味即可。

专家点评

　　石斛和川贝均微寒、味甘，石斛能益胃生津、滋阴清热；川贝能润肺止咳、化痰平喘。搭配味甘、性温，补中消痰、健脾消积的鹧鸪煲汤，清热不伤正，温和不燥热。该汤膳特别适合阴虚火旺而见咽喉不适、痰少难咯、口气较重、易口腔溃疡、失眠心烦的人群食用。

小贴士

　　久咳见痰白清稀者，可加陈皮1瓣同煮。

黄皮蒸排骨

雅荐

加班应酬多，食滞怎奈何？黄皮蒸排骨，消食健胃乐呵呵！

口味　鲜甜
分量　3人量
厨艺　蒸
厨具　搅拌机、蒸锅

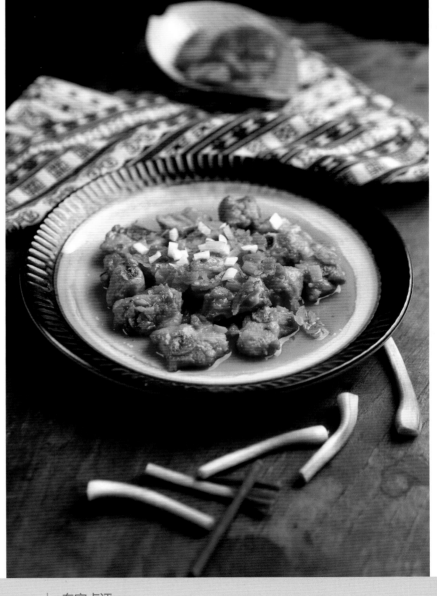

食材

排骨300克，黄皮10颗，生粉、砂糖、生抽、食盐、花生油、葱花适量。

做法

◎ 排骨斩段，用生粉、花生油、食盐、生抽腌制备用。

◎ 黄皮去核留皮肉，放入搅拌机中，加少许砂糖，搅拌制成黄皮酱。

◎ 排骨置于碟上，倒入黄皮酱、葱花，摊匀，隔水蒸熟即可。

专家点评

　　黄皮的果皮可祛风消肿、行气止痛；果肉可消食积、健脾胃。用黄皮酱蒸排骨，酸酸甜甜，去油解腻，刺激食欲。该膳食最适宜夏季食用。

小贴士

　　蒸煮用小火，可保持黄皮果实酸甜的味道。

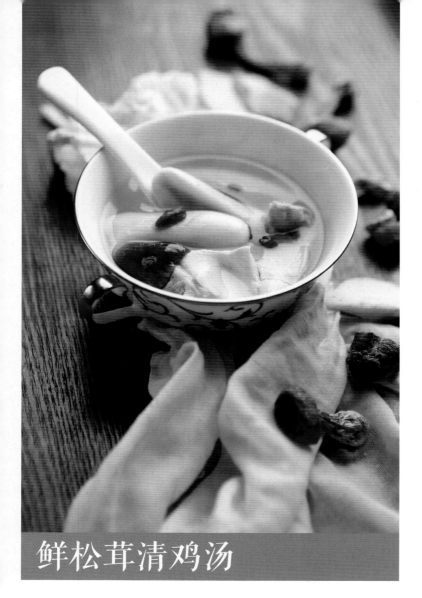

生姜

鲜松茸清鸡汤

食材

鸡半只（约750克），鲜松茸100克，生姜3~5片，枸杞子、食盐适量。

做法

 鸡斩件，洗净焯水；鲜松茸顶部切片，茎部顺纹理手撕成条。

 锅内加水煮沸，放入鸡和生姜，大火烧开转小火煲30~40分钟，撇去汤油，入鲜松茸、枸杞子煮3~5分钟，调味即可。

专家点评

　　松茸味淡、性温，能补肾强身、理气化痰，并且富含粗多糖。此汤膳鲜香味美，适合病后康复的人士和大众食用。

草菇

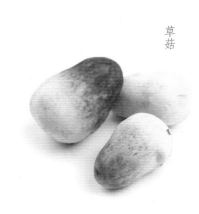

口味　浓郁
分量　炒3人量
厨艺　炒
厨具　炒锅

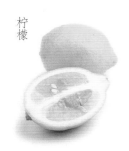

柠檬

 草菇牛肉经典配，滴入柠汁提香味。

草菇炒牛肉

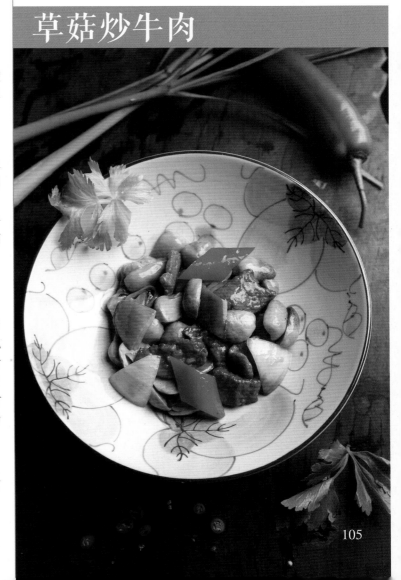

食材

牛肉100克，草菇150克，生姜2片，柠檬半个，食盐、花生油、生抽、生粉、洋葱、菜椒适量。

做法

◉ 草菇洗净切半；牛肉切片，加入生粉、生抽、花生油、食盐、生姜腌制15分钟。

◉ 热油起锅，放入草菇爆炒，再加入牛肉、洋葱、菜椒炒熟，调味上碟，滴入柠檬汁即可。

专家点评

　　草菇味甘、性寒，能补脾益气、清暑热。现代营养学研究表明，草菇能促进人体新陈代谢、提高机体免疫力。其搭配富含优质蛋白和血红素铁的牛肉，以及能生津、解暑、开胃的柠檬制成膳食，特别适合缺铁性贫血，以及夏季食欲不振、心烦失眠的人群食用。

小贴士

　　菌类过敏者慎食；脾胃虚寒、胃溃疡、胃酸分泌过多者少食。

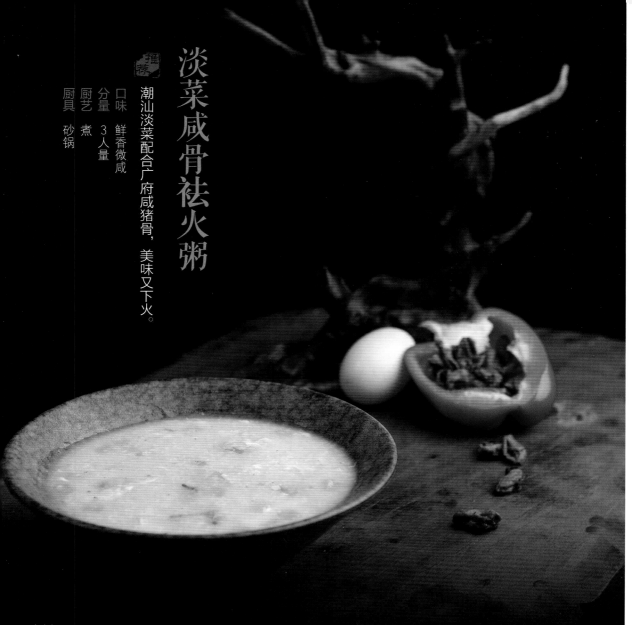

淡菜咸骨祛火粥

印章：雅按

潮汕淡菜配合广府咸猪骨，美味又下火。

口味　鲜香微咸
分量　3人量
厨艺　煮
厨具　砂锅

食材

排骨350克（或直接购买咸猪骨），淡菜8只，咸蛋1只，白瓜（生瓜）1个，大米100克，食盐适量。

做法

◎ 排骨斩段焯水，用食盐腌制1天（放冰箱中），洗净备用；淡菜温水浸泡；咸蛋煮熟，剥壳切粒；白瓜切片。

◎ 锅内放入大米、排骨和淡菜，加适量清水，大火烧开转小火煮40分钟熬成粥；再放入白瓜煮15~20分钟，最后加入咸蛋粒，调味即可。

专家点评

　　猪骨有养血健骨的功效，用食盐腌制后，因咸味入肾，故还能降气下火。搭配清肺热、降虚火的咸蛋，补肝肾、益精血的淡菜，清热除烦的白瓜煮成粥品，特别适合易上火、口气较重、长期抽烟的人群食用。

小贴士

　　本膳食有两种食材已有咸味，慎加食盐调味；虚寒体质人群少食。

陈皮

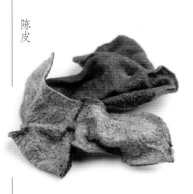

冬菇莲藕煲脊骨

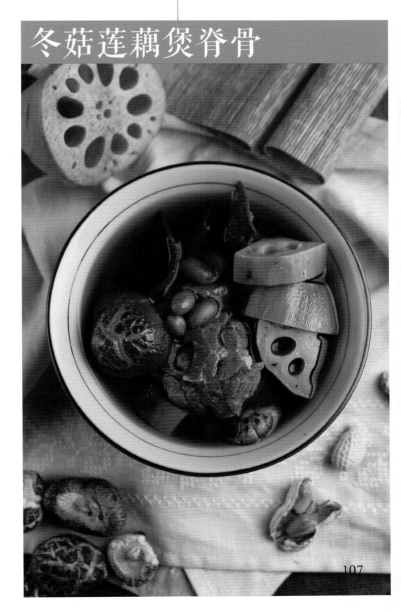

食材

猪脊骨350克，莲藕250克，花生50克，冬菇6个，陈皮1瓣，食盐适量。

做法

◎ 莲藕洗净切块；冬菇、花生温水浸泡半小时；猪脊骨斩件，洗净焯水。

◎ 锅内加水煮沸，放入所有食材，大火烧开转小火煲1小时，调味即可。

专家点评

　　熟莲藕性温，能补益脾胃、益血。冬菇营养丰富，香气沁脾，味道鲜美，其味甘、性平，有扶正补虚、健脾开胃等功效。搭配补血养心的花生，理气化痰的陈皮制成汤膳，其特别适合胃口欠佳、化不良的人群食用。

小贴士

　　尿酸高或痛风急性发作者，去冬菇。

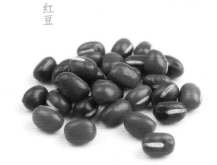

红豆

口味　清淡

分量　3人量

厨艺　煮

厨具　砂锅

六子齐心同祛湿，
白米为粥消中补。

六子健脾祛湿粥

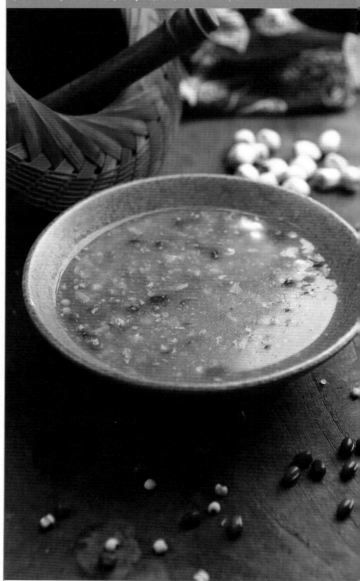

食材

绿豆30克，薏米20克，红豆、眉豆、莲子、花生各50克，大米少许，食盐或红糖适量。

做法

◉ 各种食材洗净，清水浸泡1小时。

◉ 锅内放入所有食材，加适量清水，大火烧开后转小火煮1小时，调味即可。

专家点评

红豆性平，能化湿补脾；眉豆性平，能利水湿；绿豆味甘、性凉，能清热利水；薏米性微寒，能清热祛湿；莲子性平、味甘涩，能补脾益肾；花生能健脾养胃、补血。夏季空气湿度大，常觉头身困重、食欲不佳，这些都是外湿引动内湿所致。本粥膳能健脾祛湿，消中带补，最适合痰湿或湿热体质的人群夏季食用。

小贴士

因有薏米，孕妇不宜。

108

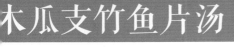

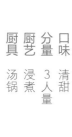

口味　清甜
分量　3人量
厨艺　浸煮
厨具　汤锅

食材
木瓜半个，支竹100克，鲩鱼片300克，生姜、葱、食盐、生粉、花生油适量。

木瓜

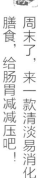

木瓜支竹鱼片汤

做法

◎ 生姜去皮，切片；葱切粒；木瓜去皮，切块；支竹浸泡；鲩鱼片用少许生粉、食盐、花生油腌制10分钟。

◎ 锅内加水煮沸，入木瓜块、支竹、生姜片小火慢煮，待木瓜及支竹煮透后，把鲩鱼片放入汤中浸煮熟透，撒上葱花，调味即可。

专家点评

　　木瓜性味平和，能健脾消食之余，还能抗氧化、提高机体免疫力。搭配对糖尿病、高血压有调控作用的支竹，以及口感鲜滑的鲩鱼片制成膳食，其营养丰富，容易消化吸收，对于脾胃虚弱而胃口欠佳的人群尤为合适。

番茄豆芽拌面

推荐

自制番茄酱，美味又健康，豆芽香菜相拌面，胃口大开身清爽。

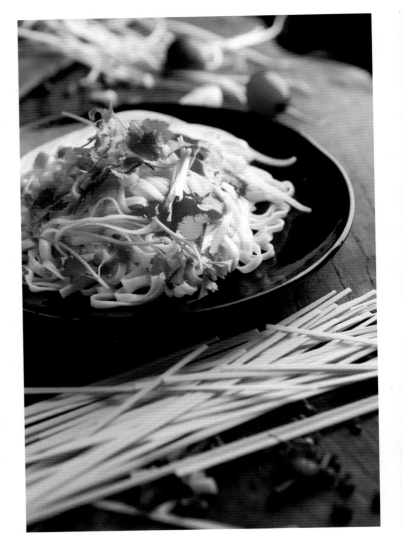

口味　清香

分量　2~3人量

厨艺　拌

厨具　炒锅

番茄

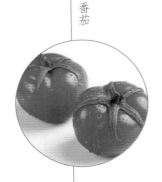

食材

番茄3~4个，绿豆芽100克，香菜50克，面条2~3份，花生油、麻油、食盐、砂糖适量。

做法

◎ 香菜切碎；番茄焯水，去皮、籽，切碎；面条、绿豆芽焯熟，凉开水中过冷备用。

◎ 热油起锅，放入番茄，加适量食盐和砂糖，小火边煮边搅拌，煮成番茄酱（想烹制汤面的，可加适量温开水煮成番茄汤）。

◎ 把煮好的番茄酱趁热倒入面条中，调入麻油拌匀，放入香菜、绿豆芽，即可食用。

专家点评

　　香菜辛温，能发汗透表、消食下气、醒脾和中；绿豆芽能清肝热；番茄能健胃理气。三物合用，有开胃消食的功效。该膳食尤其适合三高人群，及病后、术后需要清淡饮食的人士食用。

石斛养胃汤

益胃生津，滋阴和胃。

口味　清甜
分量　3人量
厨艺　煲
厨具　汤煲

石斛

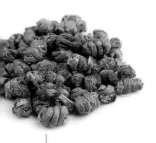

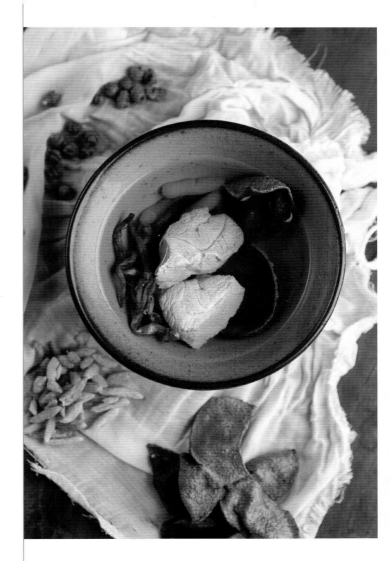

食材

鲜石斛20克，麦冬15克，陈皮1瓣，猪腰350克，食盐适量。

做法

⊗ 猪腰洗净，焯水备用。
⊗ 加入适量清水到汤煲内煮沸。
⊗ 将猪腰和洗净的鲜石斛、麦冬、陈皮一起放入汤煲内，慢火煮1.5小时，调味即可。

专家点评

　　鲜石斛微寒、味甘，有益胃生津、滋阴清热的功效。搭配养阴生津的麦冬及行气和胃的陈皮，三物配伍煲汤，味道甘甜适中，特别适合患有胃炎容易腹痛腹胀、反酸嗳气的人群，以及易上火而易发口腔溃疡的人群。

小贴士

　　虚寒体质人群可加入适量生姜。

麦冬

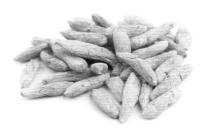

111

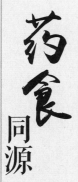

药食同源，是一句古老相传的格言。中药与食物材料都取自天然，很多都相同或相近；而且中药与食物搭配，都离不开中医的四气（寒热温凉）五味（辛甘酸苦咸）理论。唐代药王孙思邈说，凡养生防病先用食疗，"食疗不愈，然后命（意为使用）药"。由此可见，食物用得好，一样可以抵御疾病。中华饮食文化博大精深，好的食疗方子同时又能做成美食，这岂不是最好最方便的养生方法？

杨志敏教授是著名中医师，2003年受邀到香港西医院用中药救治SARS病人，名闻全国。她救治的危重病人无数，然而越因如此，就越重视养生防病。因为无论医术多高明，救回的已病之身都难与原来一样。所以资深的中医无不崇奉经典《黄帝内经》的名言"上工治未病"，乐意积极向人们推介和传播养生知识。

人们也许不知道，在古代，只有帝王身边才有御医级别的营养师，例如元朝的掌膳太医忽思慧；只有宫廷才能见到如此高度艺术化的食疗书刊，如流传至今的明代宫廷画师彩绘的《食物本草》。而在知识普及化、养生大众化的今天，杨志敏教授亲自执笔，为大家奉献的这一套"中医食养智慧系列"丛书，既有传统医药养生理论，又结合了现代营养学知识。书中的药膳方，多数来自实践，不少源于岭南民俗，有浓厚的生活气息。食材食料有不同档次，烹饪方式简明易行。它们都是杨志敏教授日常指导病人养生防病的经验心得，利于防病，有益养身。

古今药膳方无数，此书何以只选365首？我想，可能就像中医最早的中药经典《神农本草经》只收录365味中药一样，主要是告诉人们：一年365天，天天可以养生，天天需要养生。当然，读者请不要把这本书当成专家的"每日医嘱"，不必要按日子、按顺序一天天地吃下来。大体上参考季节气候选择即可。应留意的是书中每个药膳后面的"专家点评"和"小贴士"，看看有没有不适合自己体质的情况，然后选择喜欢的菜式或汤式就可以了。

"上工治未病"，这里所说的"治"实际不是只靠医生的，更重要的是人们亲身去实行。现在有了这套"中医食养智慧系列"丛书，大家一起来按图索膳，当好自己的"上工"吧！

岭南医学委员会主任委员

郑洪

2017年5月4日

夏季
食养
季
食